实用口腔解剖学图谱

Color Atlas of Practical Oral Anatomy

第 2 版

主　　编　王美青　胡开进

编　　委　（按姓氏笔画排序）

于世宾　文抑西　刘晓东

吴继聪　张俊华　张　渊

周　振　颜朝云　薛振恂

中国出版集团有限公司

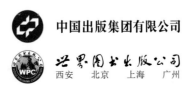

世界图书出版公司

西安　北京　上海　广州

图书在版编目(CIP)数据

实用口腔解剖学图谱／王美青,胡开进主编.—2版.—西安:世界图书出版西安有限公司,2012.11(2024.9重印)

ISBN 978 - 7 - 5100 - 5311 - 5

Ⅰ.①实…　Ⅱ.①王…②胡…　Ⅲ.①口腔科学—人体解剖学—图谱　Ⅳ.①R322.4 - 64

中国版本图书馆 CIP 数据核字(2012)第 254280 号

书　　名	**实用口腔解剖学图谱(第2版)**
	SHIYONG KONQIANG JIEPAOXUE TUPU
主　　编	王美青　胡开进
责任编辑	杨　菲
装帧设计	新纪元文化传播
出版发行	**世界图书出版西安有限公司**
地　　址	西安市雁塔区曲江新区汇新路 355 号
邮　　编	710061
电　　话	029 - 87214941　029 - 87233647(市场营销部)
	029 - 87234767(总编室)
网　　址	http://www.wpcxa.com
邮　　箱	xast@ wpcxa.com
经　　销	全国各地新华书店
印　　刷	西安市久盛印务有限责任公司
开　　本	787mm × 1092mm　　1/16
印　　张	13.75
字　　数	150 千字
版次印次	2012 年 11 月第 2 版　2024 年 9 月第 9 次印刷
国际书号	978 - 7 - 5100 - 5311 - 5
定　　价	120.00 元

医学投稿　xastyx@163.com ‖ 029 - 87279745　029 - 87284035

前　言

　　一本好的解剖学图谱,如同一部人体字典,无论对于医学生,还是对于医生,都是极其珍贵的参考书。口腔医学实践性很强,在长期的教学活动中,我们积累了大量的标本和图片资料,也积累了一些教学经验。按照一定的教学思路,整理出一本实用的图谱奉献给广大读者,是我们长期以来的心愿。

　　这本口腔专业图谱分为两部分,牙、𬌗及与之相关的颞下颌关节、咀嚼肌等部分的内容,由王美青教授编著,口、颌、面、颈局部解剖部分,由胡开进教授编著。

　　本图谱的特点有三:

　　1. 内容全面　包含了《口腔解剖生理学》统编教材要求的所有内容,并有适当的扩展。

　　2. 实用性强　牙、𬌗部分均为解剖标本,且包含了不同角度的内、外层解剖形态特点,重点部分还配有线条图注解,与实际结合非常紧密。局部解剖部分,一些重点内容采取了绘图与尸体标本相结合的方法;在神经解剖章节中,部分解剖名词后有罗马数字,以表示分支源于第几对脑神经,如"喉返神经(X)"表示其来自第十对脑神经(迷走神经),便于理解和应用。

　　3. 信息量大　表现在:①层次结构方面,如:关于牙列、咬合部分,按照𬌗曲线、𬌗型做了内容上的编排,体现出现代口腔医学对于牙列、咬合的认识。②注解方面,不仅有图、文,而且所有注解均遵从全国科学技术名词审定委员会口腔医学名词审定组审定公布的标准,并配有相应英文对照。

　　在图谱出版之际,首先要感谢导师王惠芸教授,她倾其 50 年的精力,构建了我们口腔解剖生理教研室。也要感谢卜维亚教授所给予的关怀、教导。感谢陕西伟志集团股份有限公司向柄伟先生给予的无私支持。感谢杨根源老师在百忙之中为本书拍摄了大量的解剖图片,闵一耀先生绘制了线条图。

　　由于编者水平有限,图谱中会有一些不尽人意之处,错误之处也在所难免,恳请广大读者多提宝贵意见,以利于我们今后改进。

王美青　胡开进

目 录

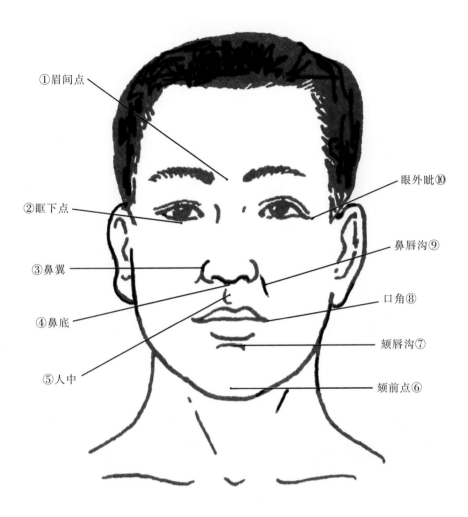

①眉间点

眼外眦⑩

②眶下点

鼻唇沟⑨

③鼻翼

口角⑧

④鼻底

颏唇沟⑦

⑤人中

颏前点⑥

图 001　面部标志

①眉间点	Glabella	⑥颏前点	Pogonion
②眶下点	Orbitale	⑦颏唇沟	Mentolabial sulcus
③鼻翼	Nasal ala	⑧口角	Angle of mouth
④鼻底	Nasal base	⑨鼻唇沟	Nasolabial sulcus
⑤人中	Philtrum	⑩眼外眦	Lateral angle of eye

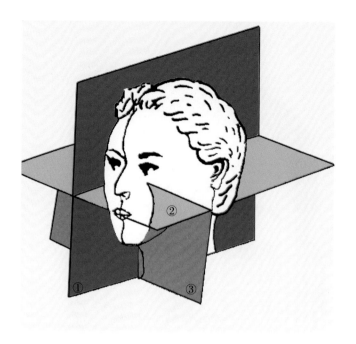

图 002　人面的三维参照平面

①矢状面　　Sagittal plane　　③冠状面　　Coronal plane
②水平面　　Horizontal plane

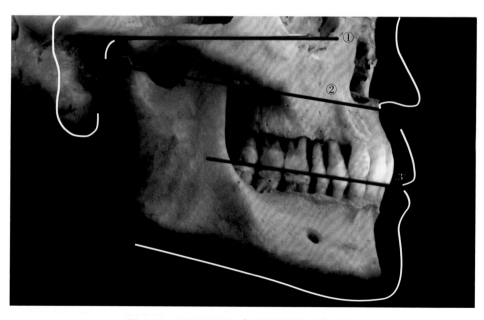

图 003　眶耳平面,鼻翼耳屏线,𬌗平面

①眶耳平面　　Frankfort plane　　③𬌗平面　　Occlusal plane
②鼻翼耳屏线　　Ala-tragus line

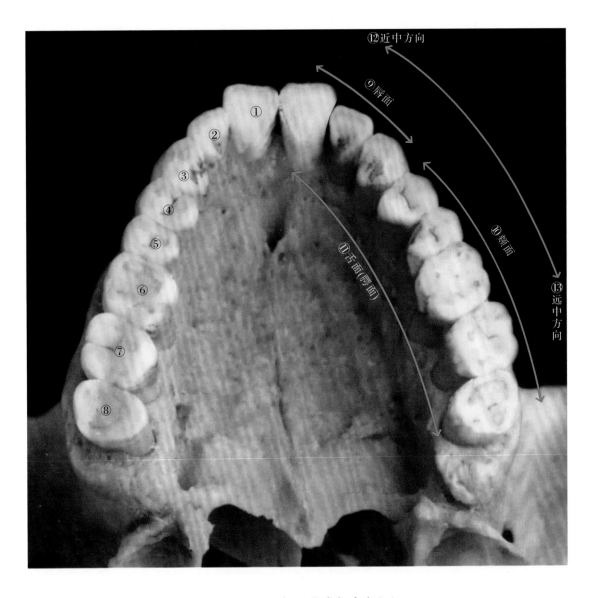

图 004　恒牙分类与命名(1)

①上颌中切牙	Maxillary central incisor	⑧上颌第三磨牙	Maxillary third molar
②上颌侧切牙	Maxillary lateral incisor	⑨唇面	Labial surface
③上颌尖牙	Maxillary canine	⑩颊面	Buccal surface
④上颌第一前磨牙	Maxillary first premolar	⑪舌面(腭面)	Lingual surface(palatal surface)
⑤上颌第二前磨牙	Maxillary second premolar	⑫近中方向	Mesial direction
⑥上颌第一磨牙	Maxillary first molar	⑬远中方向	Distal direction
⑦上颌第二磨牙	Maxillary second molar		

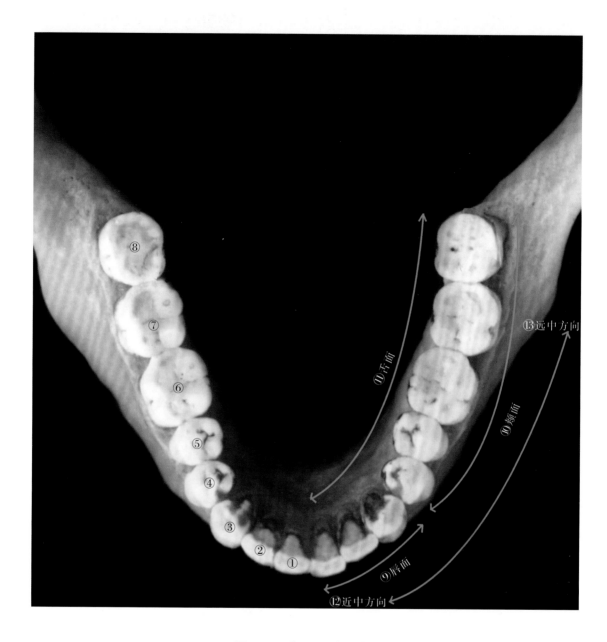

图 005　恒牙分类与命名(2)

①下颌中切牙	Mandibular central incisor	⑧下颌第三磨牙	Mandibular third molar
②下颌侧切牙	Mandibular lateral incisor	⑨唇面	Labial surface
③下颌尖牙	Mandibular canine	⑩颊面	Buccal surface
④下颌第一前磨牙	Mandibular first premolar	⑪舌面	Lingual surface
⑤下颌第二前磨牙	Mandibular second premolar	⑫近中方向	Mesial direction
⑥下颌第一磨牙	Mandibular first molar	⑬远中方向	Distal direction
⑦下颌第二磨牙	Mandibular second molar		

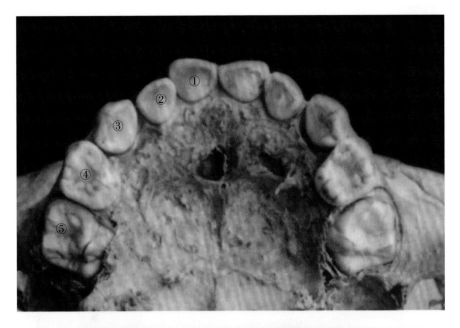

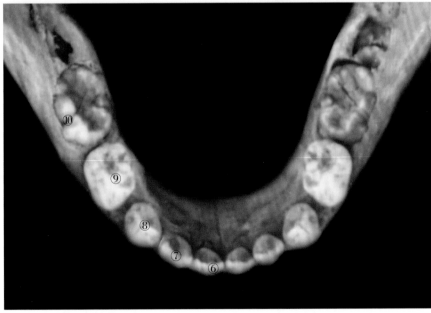

图 006　乳牙分类与命名

①上颌乳中切牙	Maxillary deciduous central incisor	⑥下颌乳中切牙	Mandibular deciduous central incisor
②上颌乳侧切牙	Maxillary deciduous lateral incisor	⑦下颌乳侧切牙	Mandibular deciduous lateral incisor
③上颌乳尖牙	Maxillary deciduous canine	⑧下颌乳尖牙	Mandibular deciduous canine
④上颌第一乳磨牙	Maxillary deciduous first molar	⑨下颌第一乳磨牙	Mandibular deciduous first molar
⑤上颌第二乳磨牙	Maxillary deciduous second molar	⑩下颌第二乳磨牙	Mandibular deciduous second molar

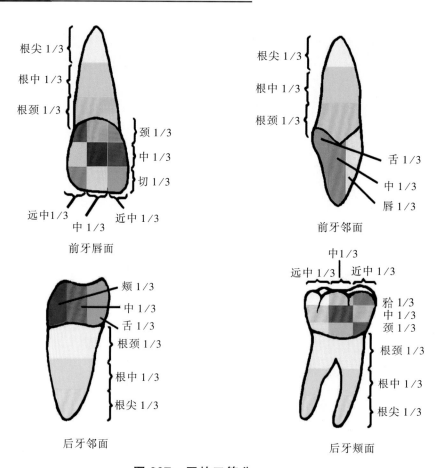

根尖 1/3
根中 1/3
根颈 1/3
颈 1/3
中 1/3
切 1/3
远中 1/3
中 1/3
近中 1/3

前牙唇面

根尖 1/3
根中 1/3
根颈 1/3
舌 1/3
中 1/3
唇 1/3

前牙邻面

颊 1/3
中 1/3
舌 1/3
根颈 1/3
根中 1/3
根尖 1/3

后牙邻面

中 1/3
远中 1/3
近中 1/3
𬌗 1/3
中 1/3
颈 1/3
根颈 1/3
根中 1/3
根尖 1/3

后牙颊面

图 007 牙的三等分

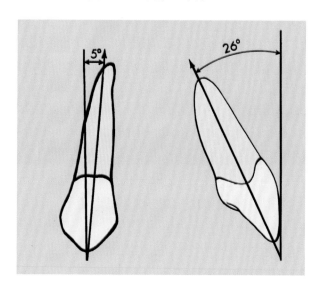

5°

26°

图 008 牙体长轴示意图

牙体长轴 Long axis of tooth

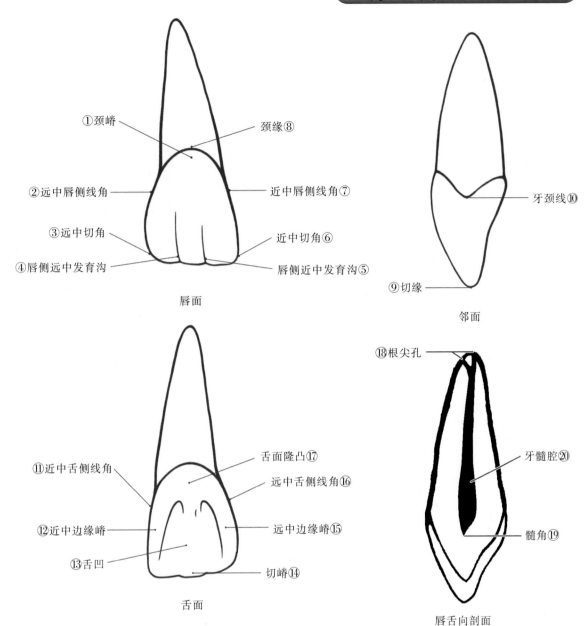

图 009　切牙示意图

①颈嵴	Cervical ridge	⑪近中舌侧线角	Mesiolingual line angle
②远中唇侧线角	Distolabial line angle	⑫近中边缘嵴	Mesial marginal ridge
③远中切角	Distoincisal angle	⑬舌凹	Lingual fossa
④唇侧远中发育沟	Distolabial groove	⑭切嵴	Incisal ridge
⑤唇侧近中发育沟	Mesiolabial groove	⑮远中边缘嵴	Distal marginal ridge
⑥近中切角	Mesioincisal angle	⑯远中舌侧线角	Distolingual line angle
⑦近中唇侧线角	Mesiolabial line angle	⑰舌面隆凸	Cingulum
⑧颈缘	Cervical margin	⑱根尖孔	Apical foramen
⑨切缘	Incisal edge	⑲髓角	Pulp horn
⑩牙颈线	Dental cervical line	⑳牙髓腔	Dental pulp cavity

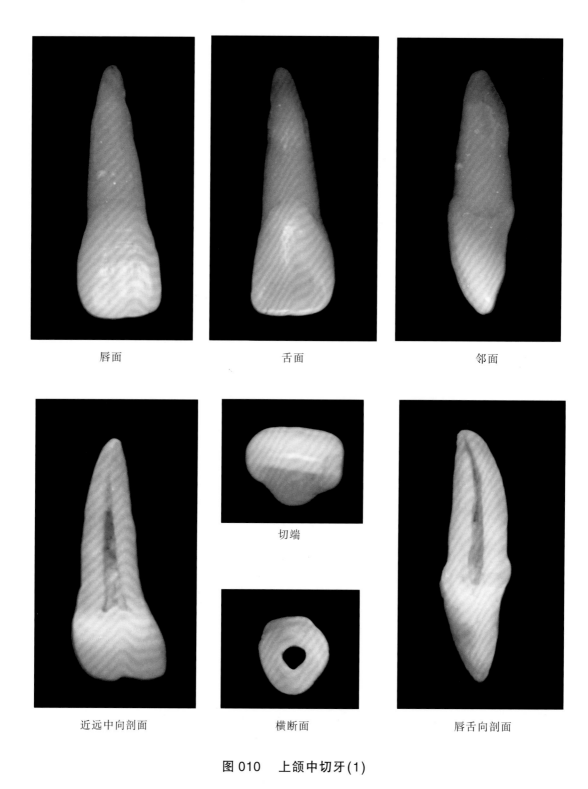

唇面　　　　　　　　舌面　　　　　　　　邻面

切端

近远中向剖面　　　　　横断面　　　　　　唇舌向剖面

图 010　上颌中切牙(1)

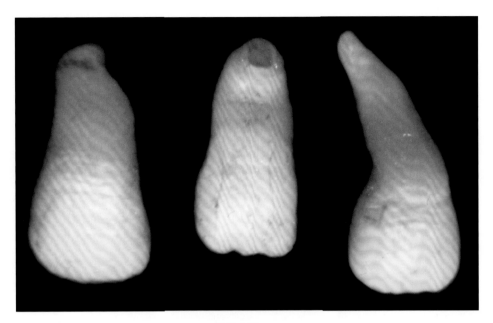

弯根变异

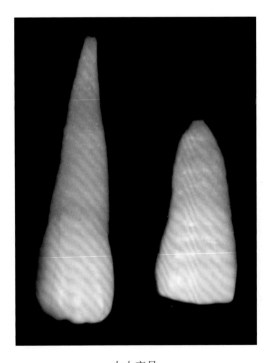

大小变异

图 011　上颌中切牙(2)

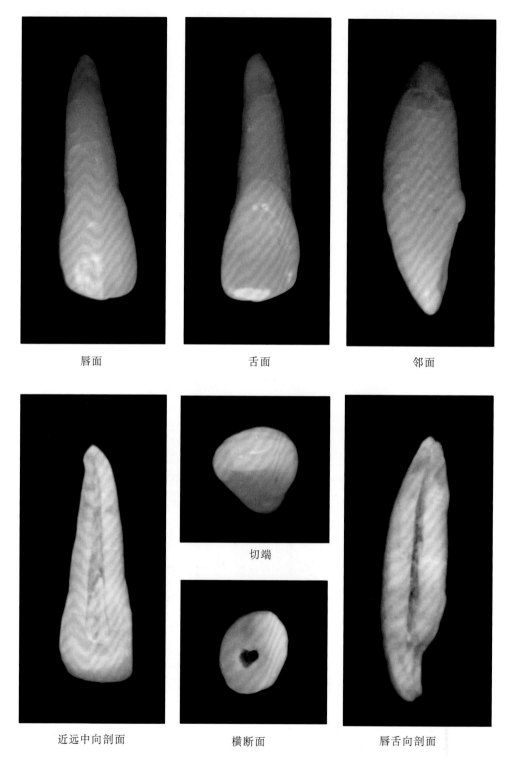

唇面　　　　　　　　舌面　　　　　　　　邻面

切端

近远中向剖面　　　　横断面　　　　　　唇舌向剖面

图012　上颌侧切牙(1)

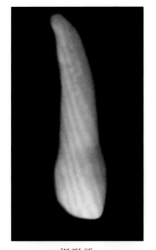
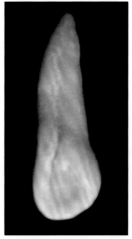

棍形牙   舌面裂沟

图 013   上颌侧切牙(2)

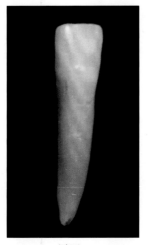
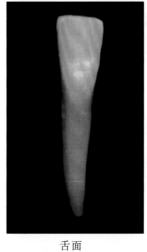
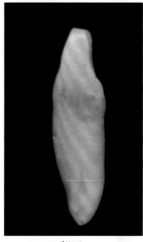

唇面   舌面   邻面

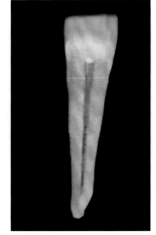
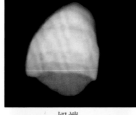

切端

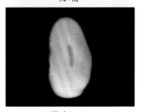
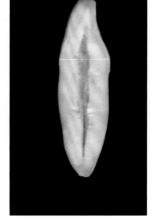

近远中向剖面   横断面   唇舌向剖面

图 014   下颌中切牙

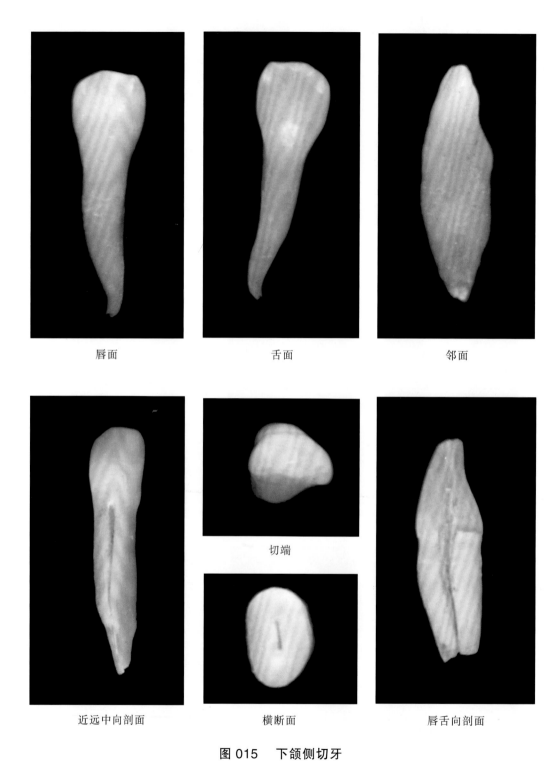

唇面　　　　　　　舌面　　　　　　　邻面

切端

横断面

近远中向剖面　　　　横断面　　　　　唇舌向剖面

图 015　下颌侧切牙

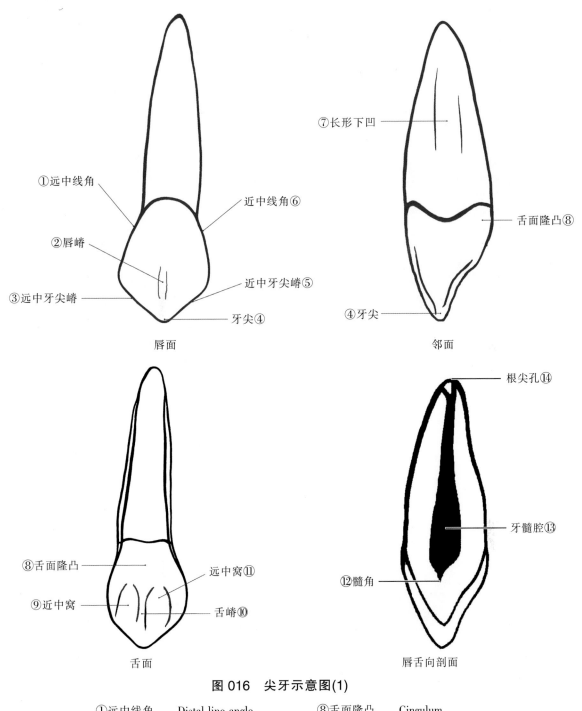

①远中线角
近中线角⑥
②唇嵴
近中牙尖嵴⑤
③远中牙尖嵴
牙尖④
唇面

⑦长形下凹
舌面隆凸⑧
④牙尖
邻面

⑧舌面隆凸
远中窝⑪
⑨近中窝
舌嵴⑩
舌面

根尖孔⑭
牙髓腔⑬
⑫髓角
唇舌向剖面

图 016　尖牙示意图(1)

①远中线角	Distal line angle	⑧舌面隆凸	Cingulum
②唇嵴	Labial ridge	⑨近中窝	Mesial fossa
③远中牙尖嵴	Distal cusp ridge	⑩舌嵴	Lingual ridge
④牙尖	Cusp	⑪远中窝	Distal fossa
⑤近中牙尖嵴	Mesial cusp ridge	⑫髓角	Pulp horn
⑥近中线角	Mesial line angle	⑬牙髓腔	Dental pulp cavity
⑦长形下凹	Proximal root concavity	⑭根尖孔	Apical foramen

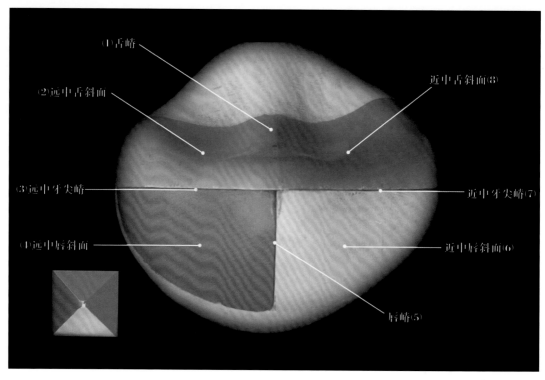

图 017　尖牙示意图(2)

①舌嵴	Lingual ridge	⑤唇嵴	Labial ridge
②远中舌斜面	Distolingual inclined surface	⑥近中唇斜面	Mesiolabial inclined surface
③远中牙尖嵴	Distal cusp ridge	⑦近中牙尖嵴	Mesial cusp ridge
④远中唇斜面	Distolabial inclined surface	⑧近中舌斜面	Mesiolingual inclined surface

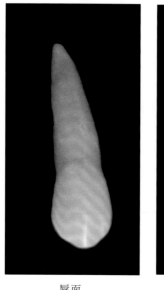
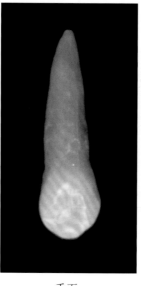
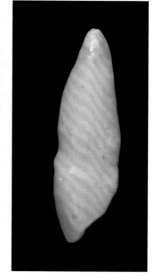

唇面　　　　　　　　　舌面　　　　　　　　　邻面

图 018　上颌尖牙(1)

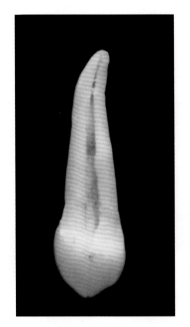

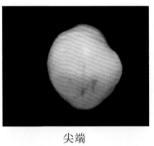

尖端

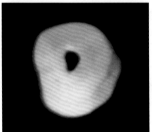

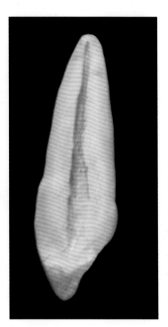

近远中向剖面

横断面

唇舌向剖面

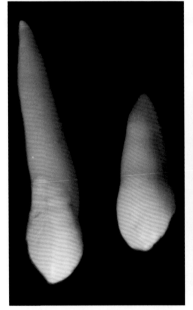

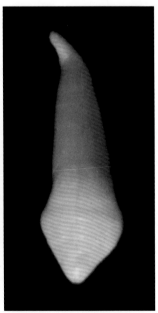

大小变异

弯根变异

图 019　上颌尖牙(2)

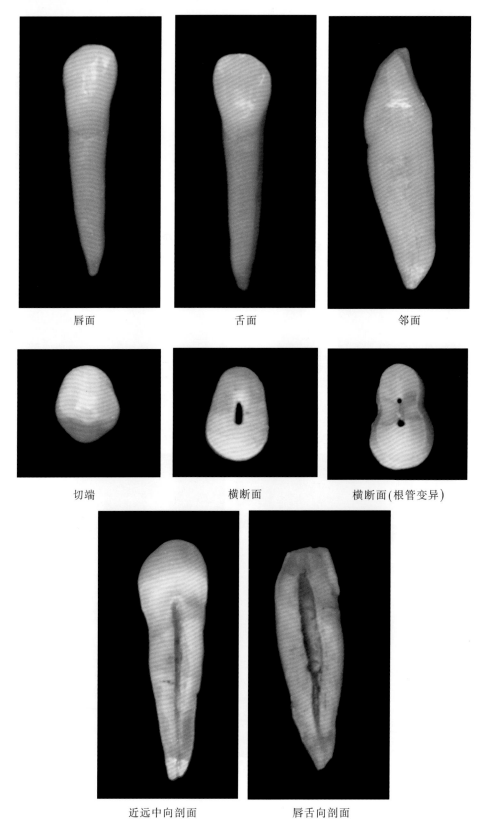

唇面　　　　　　　舌面　　　　　　　邻面

切端　　　　　　横断面　　　　横断面(根管变异)

近远中向剖面　　　　　唇舌向剖面

图 020　　下颌尖牙

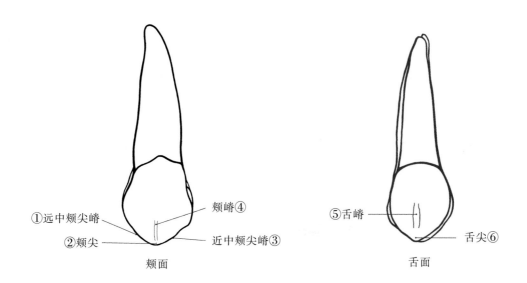

①远中颊尖嵴
②颊尖
颊嵴④
近中颊尖嵴③
颊面

⑤舌嵴
舌尖⑥
舌面

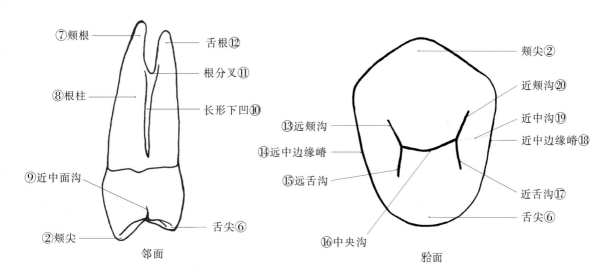

⑦颊根
⑧根柱
⑨近中面沟
②颊尖
舌根⑫
根分叉⑪
长形下凹⑩
舌尖⑥
邻面

⑬远颊沟
⑭远中边缘嵴
⑮远舌沟
⑯中央沟
颊尖②
近颊沟⑳
近中沟⑲
近中边缘嵴⑱
近舌沟⑰
舌尖⑥
𬌗面

图 021　上颌前磨牙示意图(1)

①远中颊尖嵴	Distobuccal cusp ridge	⑪根分叉	Root bifurcation/trifurcation
②颊尖	Buccal cusp	⑫舌根	Lingual root
③近中颊尖嵴	Mesiobuccal cusp ridge	⑬远颊沟	Distobuccal groove
④颊嵴	Buccal ridge	⑭远中边缘嵴	Distal marginal ridge
⑤舌嵴	Lingual ridge	⑮远舌沟	Distolingual groove
⑥舌尖	Lingual cusp	⑯中央沟	Central groove
⑦颊根	Buccal root	⑰近舌沟	Mesiolingual groove
⑧根柱	Root trunk	⑱近中边缘嵴	Mesial marginal ridge
⑨近中面沟	Mesial surface groove	⑲近中沟	Mesial groove
⑩长形下凹	Proximal root concavity	⑳近颊沟	Mesiobuccal groove

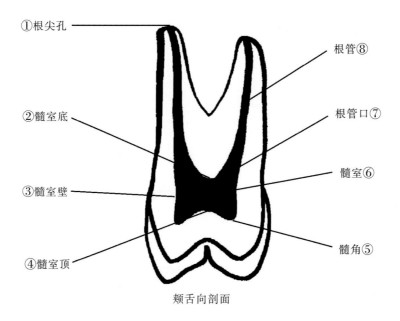

①根尖孔
②髓室底
③髓室壁
④髓室顶

根管⑧
根管口⑦
髓室⑥
髓角⑤

颊舌向剖面

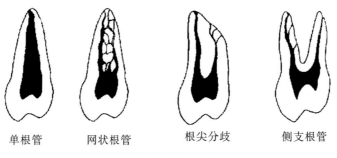

单根管　　　网状根管　　　根尖分歧　　　侧支根管

根管与根尖孔变异示意图

图 022　上颌前磨牙示意图(2)

①根尖孔　Apical foramen　　　⑤髓角　Pulp horn
②髓室底　Floor of pulp chamber　⑥髓室　Pulp chamber
③髓室壁　Wall of pulp chamber　⑦根管口　Root canal orifice
④髓室顶　Roof of pulp chamber　⑧根管　Root canal

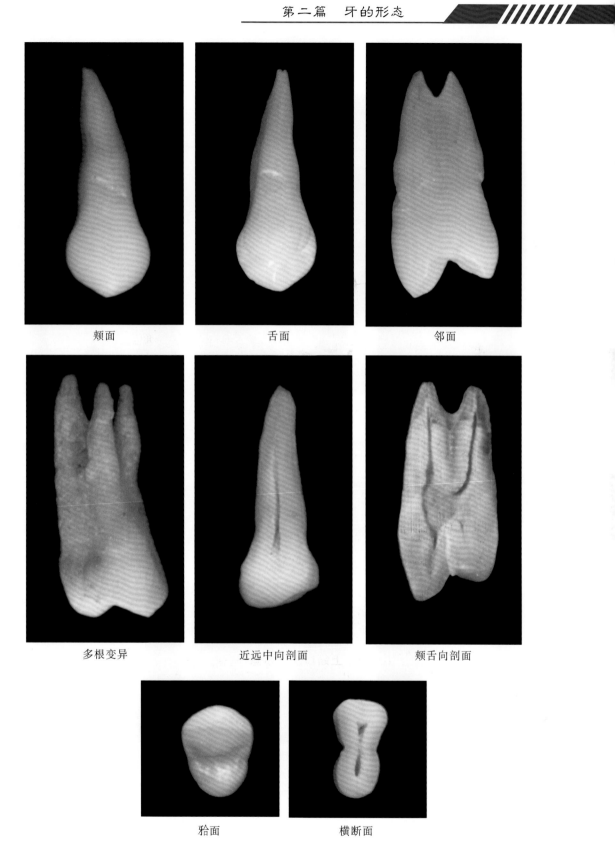

颊面　　　　　　　　　舌面　　　　　　　　　邻面

多根变异　　　　　　近远中向剖面　　　　　　颊舌向剖面

𬌗面　　　　　　　　横断面

图 023　上颌第一前磨牙

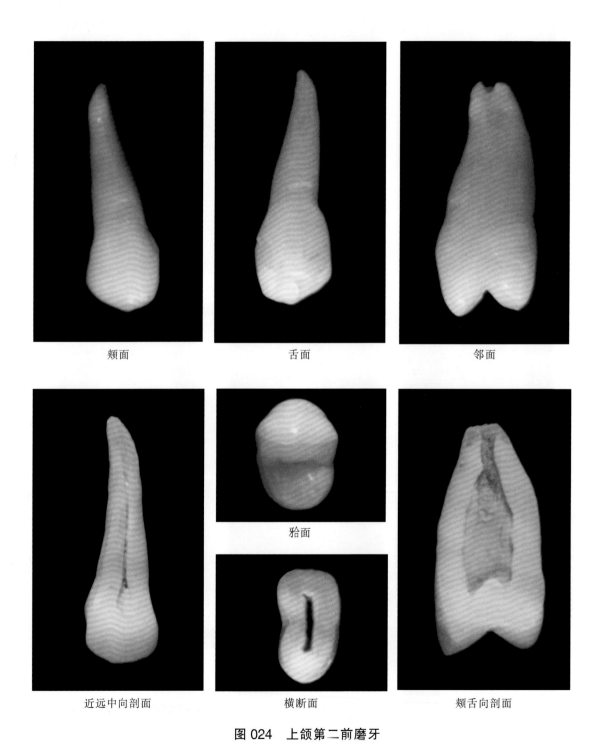

颊面　　　　　　　　舌面　　　　　　　　邻面

近远中向剖面　　　　横断面　　　　　　颊舌向剖面

　　　　　　　　　　　　殆面

图 024　上颌第二前磨牙

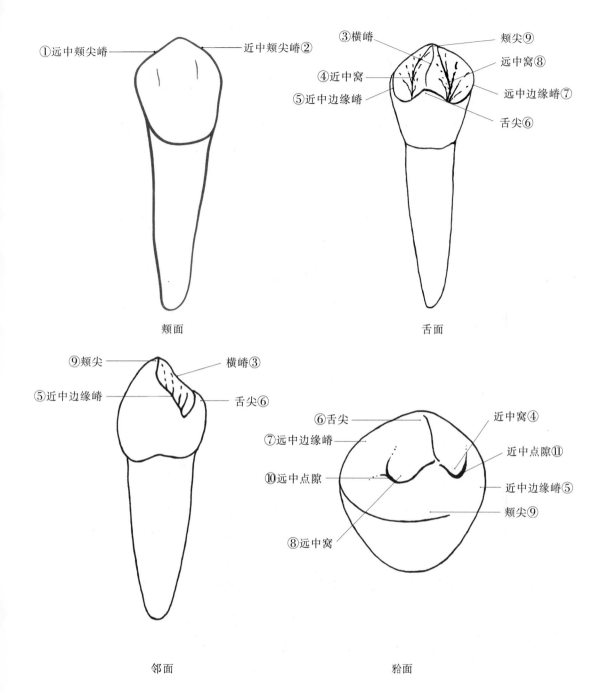

①远中颊尖嵴 ②近中颊尖嵴

颊面

③横嵴 颊尖⑨
④近中窝 远中窝⑧
⑤近中边缘嵴 远中边缘嵴⑦
舌尖⑥

舌面

⑨颊尖 横嵴③
⑤近中边缘嵴 舌尖⑥

邻面

⑥舌尖 近中窝④
⑦远中边缘嵴 近中点隙⑪
⑩远中点隙 近中边缘嵴⑤
颊尖⑨
⑧远中窝

验面

图 025 下颌第一前磨牙示意图

①远中颊尖嵴 Distobuccal cusp ridge   ⑦远中边缘嵴 Distal marginal ridge
②近中颊尖嵴 Mesiobuccal cusp ridge   ⑧远中窝 Distal fossa
③横嵴 Transverse ridge   ⑨颊尖 Buccal cusp
④近中窝 Mesial fossa   ⑩远中点隙 Distal pit
⑤近中边缘嵴 Mesial marginal ridge   ⑪近中点隙 Mesial pit
⑥舌尖 Lingual cusp

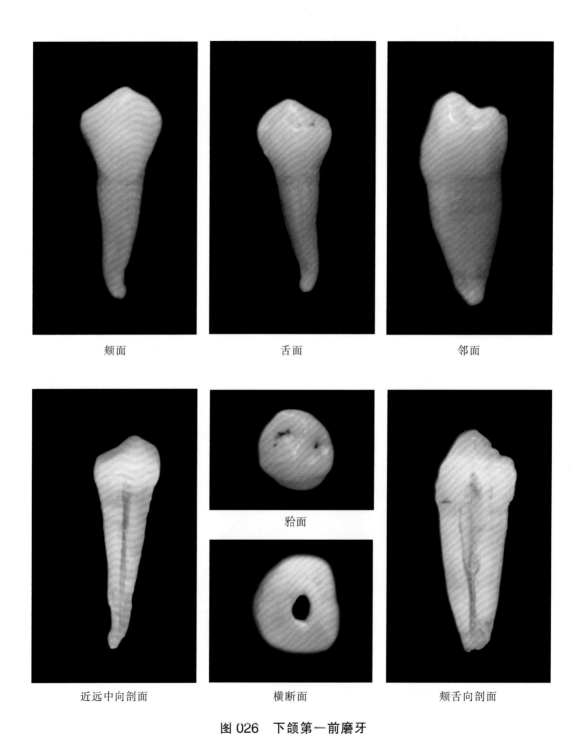

颊面　　　　　　　　舌面　　　　　　　　邻面

殆面

近远中向剖面　　　　横断面　　　　　颊舌向剖面

图 026　下颌第一前磨牙

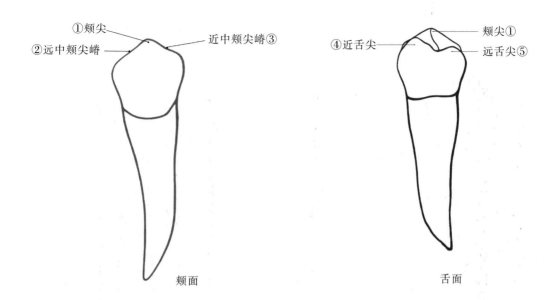

①颊尖　　　　　　　　　　　　　近中颊尖嵴③

②远中颊尖嵴

颊面

④近舌尖　　　　　　　颊尖①

远舌尖⑤

舌面

①颊尖　　　　　　　　　舌尖⑥

邻面

⑤远舌尖　　　　　　　　　近舌尖④

⑦舌沟　　　　　　　　　　近中窝⑬

⑧远中窝　　　　　　　　　近中点隙⑫

⑨远中点隙　　　　　　　近中边缘嵴⑪

⑩远中边缘嵴　　　　　　颊尖①

𬌗面

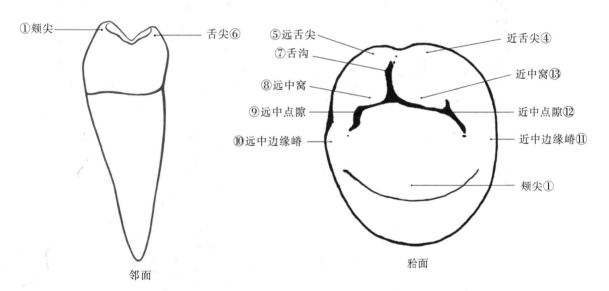

图 027　下颌第二前磨牙示意图

①颊尖	Buccal cusp	⑧远中窝	Distal fossa
②远中颊尖嵴	Distobuccal cusp ridge	⑨远中点隙	Distal pit
③近中颊尖嵴	Mesiobuccal cusp ridge	⑩远中边缘嵴	Distal marginal ridge
④近舌尖	Mesiolingual cusp	⑪近中边缘嵴	Mesial marginal ridge
⑤远舌尖	Distolingual cusp	⑫近中点隙	Mesial pit
⑥舌尖	Lingual cusp	⑬近中窝	Mesial fossa
⑦舌沟	Lingual groove		

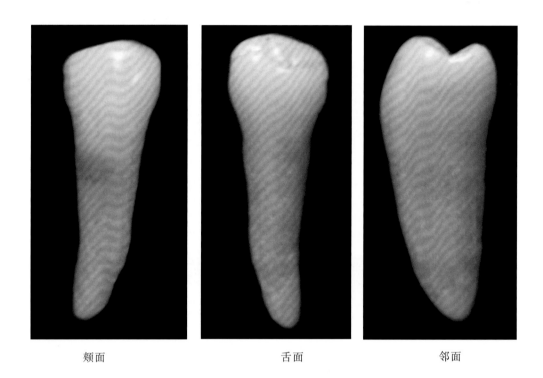

颊面   舌面   邻面

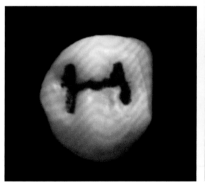

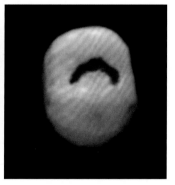
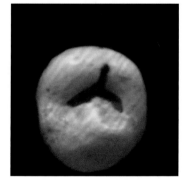

船面(H 型发育沟)   船面(U 型发育沟)   船面(Y 型发育沟)

图 028　下颌第二前磨牙(1)

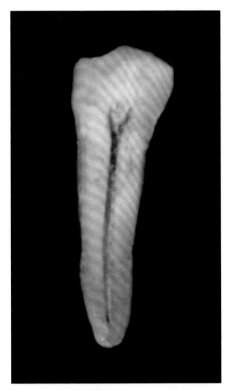

近远中向剖面

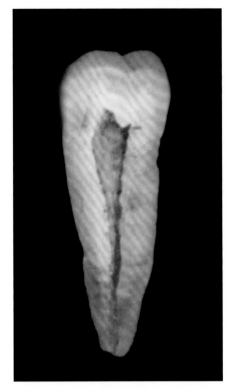

颊舌向剖面

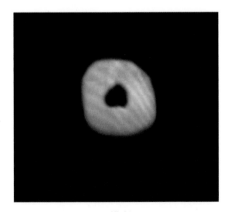

横断面

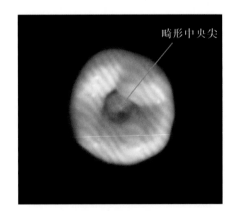

畸形中央尖(殆面)

图 029 下颌第二前磨牙(2)

畸形中央尖　　Central cusp deformity

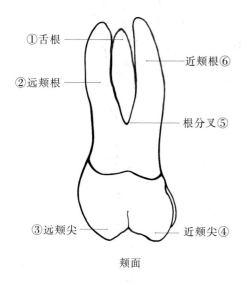

①舌根
②远颊根
近颊根⑥
根分叉⑤
③远颊尖　近颊尖④

颊面

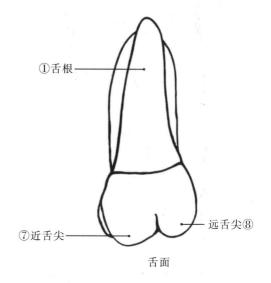

①舌根
⑦近舌尖　远舌尖⑧

舌面

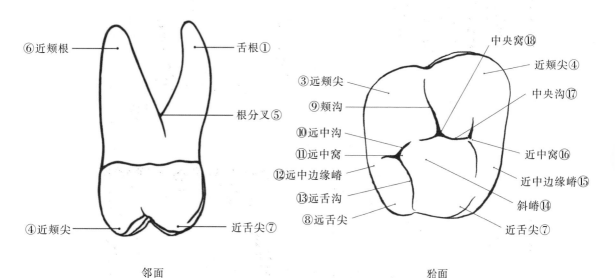

⑥近颊根　　舌根①
根分叉⑤
④近颊尖　　近舌尖⑦

邻面

③远颊尖
⑨颊沟
⑩远中沟
⑪远中窝
⑫远中边缘嵴
⑬远舌沟
⑧远舌尖

中央窝⑱
近颊尖④
中央沟⑰
近中窝⑯
近中边缘嵴⑮
斜嵴⑭
近舌尖⑦

𬌗面

图 030　上颌第一磨牙示意图

①舌根	Lingual root	⑩远中沟	Distal groove
②远颊根	Distobuccal root	⑪远中窝	Distal fossa
③远颊尖	Distobuccal cusp	⑫远中边缘嵴	Distal marginal ridge
④近颊尖	Mesiobuccal cusp	⑬远舌沟	Distolingual groove
⑤根分叉	Root bifurcation/trifurcation	⑭斜嵴	Oblique ridge
⑥近颊根	Mesiobuccal root	⑮近中边缘嵴	Mesial marginal ridge
⑦近舌尖	Mesiolingual cusp	⑯近中窝	Mesial fossa
⑧远舌尖	Distolingual cusp	⑰中央沟	Central groove
⑨颊沟	Buccal groove	⑱中央窝	Central fossa

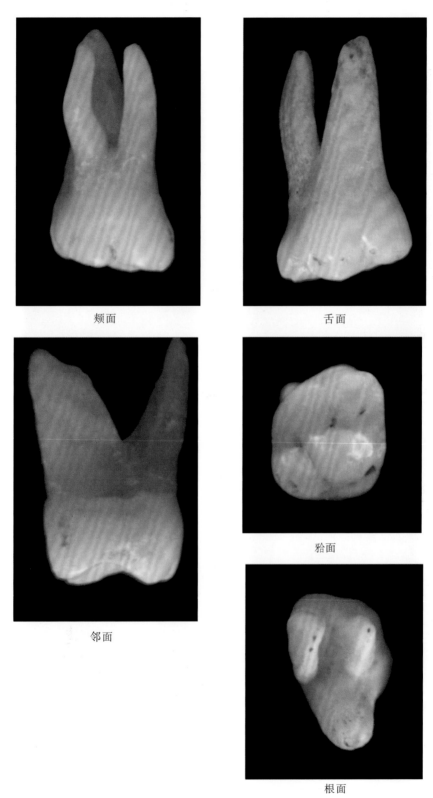

颊面

舌面

邻面

𬌗面

根面

图 031 上颌第一磨牙(1)

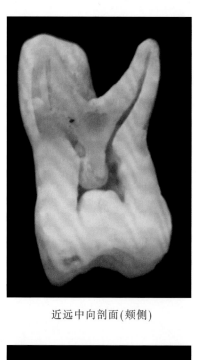

近远中向剖面(颊侧)

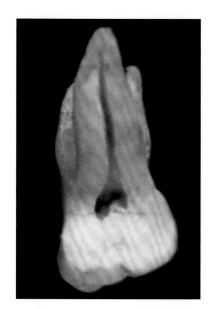

近远中向剖面(舌侧)

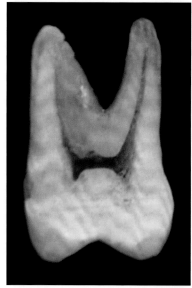

颊舌向剖面

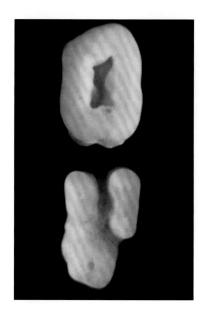

横断面

图 032　上颌第一磨牙(2)

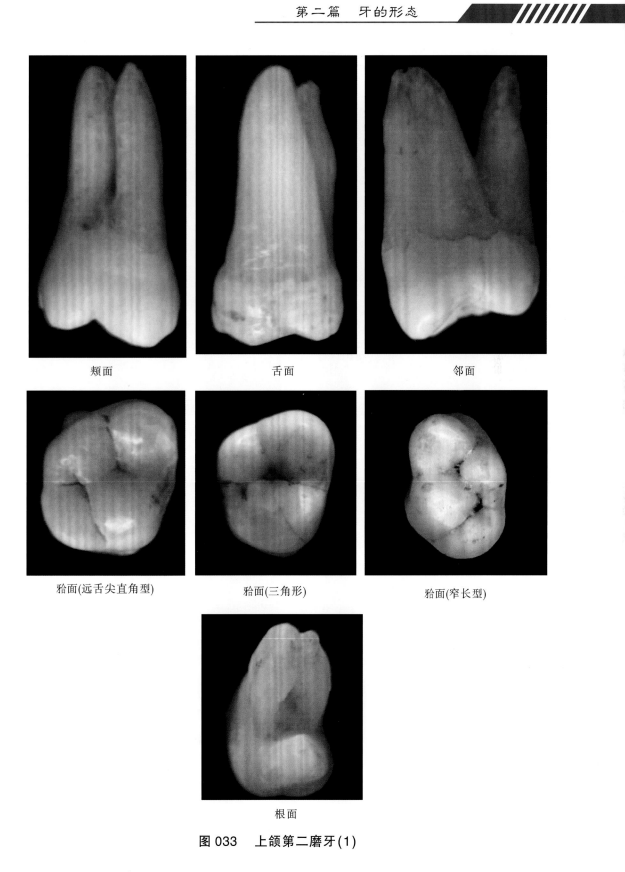

颊面 舌面 邻面

𬌗面(远舌尖直角型) 𬌗面(三角形) 𬌗面(窄长型)

根面

图 033 上颌第二磨牙(1)

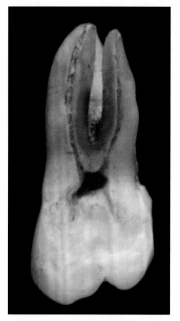

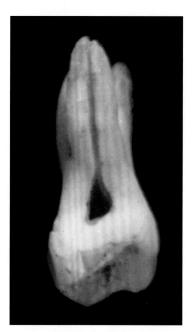

近远中向剖面(颊侧)

近远中向剖面(舌侧)

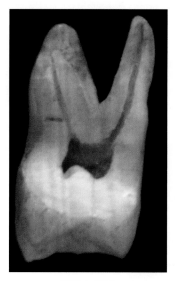

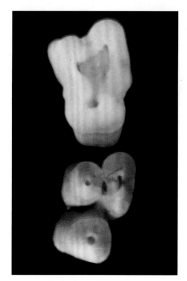

颊舌向剖面

横断面

图 034　上颌第二磨牙(2)

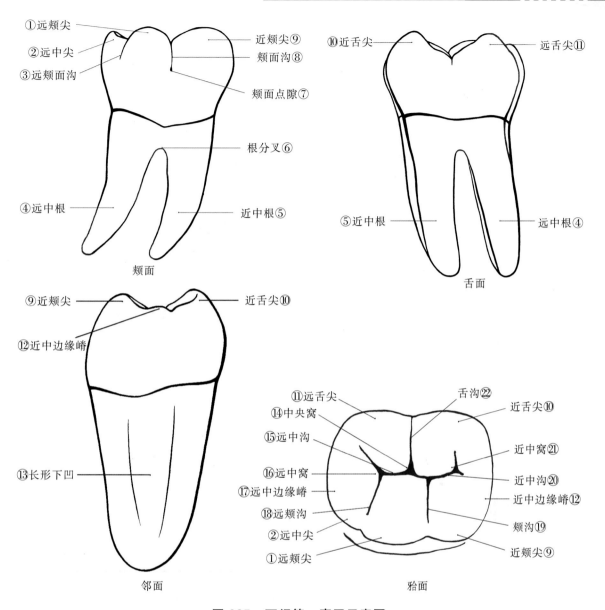

①远颊尖
②远中尖
③远颊面沟
④远中根
近中根⑤
近颊尖⑨
颊面沟⑧
颊面点隙⑦
根分叉⑥
颊面

⑩近舌尖
远舌尖⑪
⑤近中根
远中根④
舌面

⑨近颊尖
近舌尖⑩
⑫近中边缘嵴
⑬长形下凹
邻面

⑪远舌尖
舌沟⑫
⑭中央窝
近舌尖⑩
⑮远中沟
近中窝㉑
⑯远中窝
近中沟⑳
⑰远中边缘嵴
近中边缘嵴⑫
⑱远颊沟
颊沟⑲
②远中尖
①远颊尖
近颊尖⑨
𬌗面

图 035　下颌第一磨牙示意图

①远颊尖	Distobuccal cusp	⑫近中边缘嵴	Mesial marginal ridge
②远中尖	Distal cusp	⑬长形下凹	Proximal root concavity
③远颊面沟	Distal groove on buccal surface	⑭中央窝	Central fossa
④远中根	Distal root	⑮远中沟	Distal groove
⑤近中根	Mesial root	⑯远中窝	Distal fossa
⑥根分叉	Root bifurcation	⑰远中边缘嵴	Distal marginal ridge
⑦颊面点隙	Pit on buccal surface	⑱远颊沟	Distobuccal groove
⑧颊面沟	Buccal surface groove	⑲颊沟	Buccal groove
⑨近颊尖	Mesiobuccal cusp	⑳近中沟	Mesial groove
⑩近舌尖	Mesiolingual cusp	㉑近中窝	Mesial fossa
⑪远舌尖	Distolingual cusp	㉒舌沟	Lingual groove

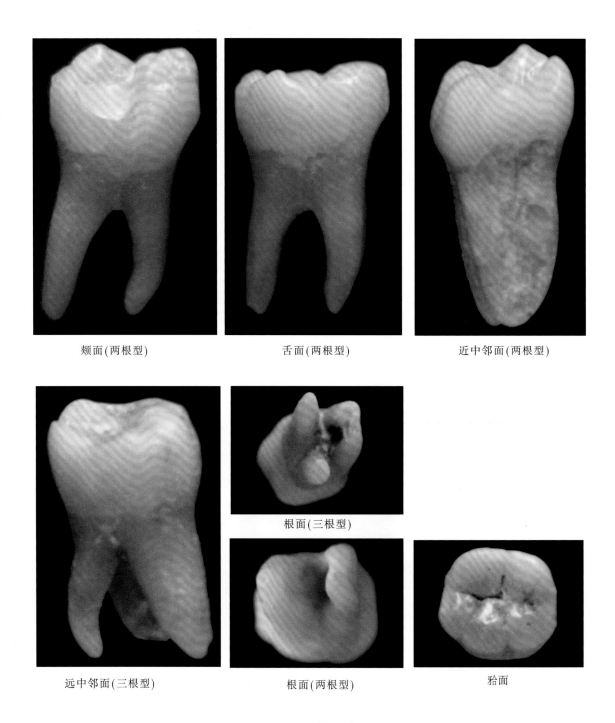

颊面(两根型)　　　　　　舌面(两根型)　　　　　　近中邻面(两根型)

远中邻面(三根型)　　　　根面(两根型)　　　　　　殆面

根面(三根型)

图 036　下颌第一磨牙(1)

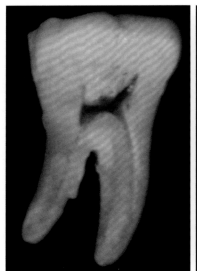
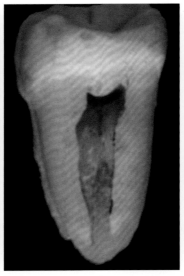
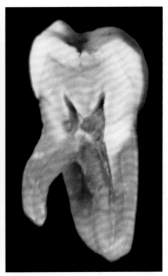

近远中向剖面(颊侧)　　　　　颊舌向剖面(近中根)　　　　颊舌向剖面(三根型,远中根)

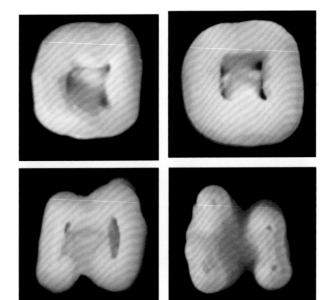

横断面(两根型)　　　　横断面(三根型)

图 037　下颌第一磨牙(2)

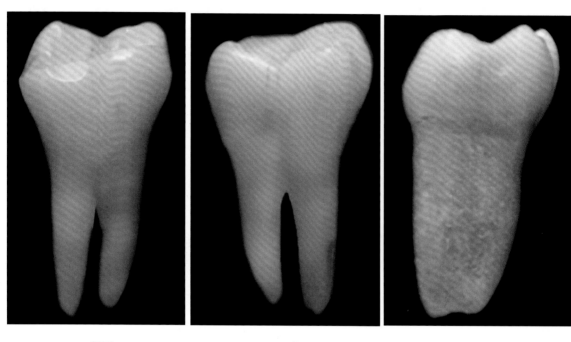

| 颊面 | 舌面 | 邻面 |

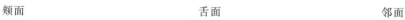

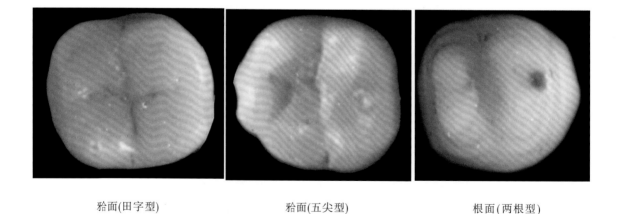

| 𬌗面(田字型) | 𬌗面(五尖型) | 根面(两根型) |

图 038　下颌第二磨牙(1)

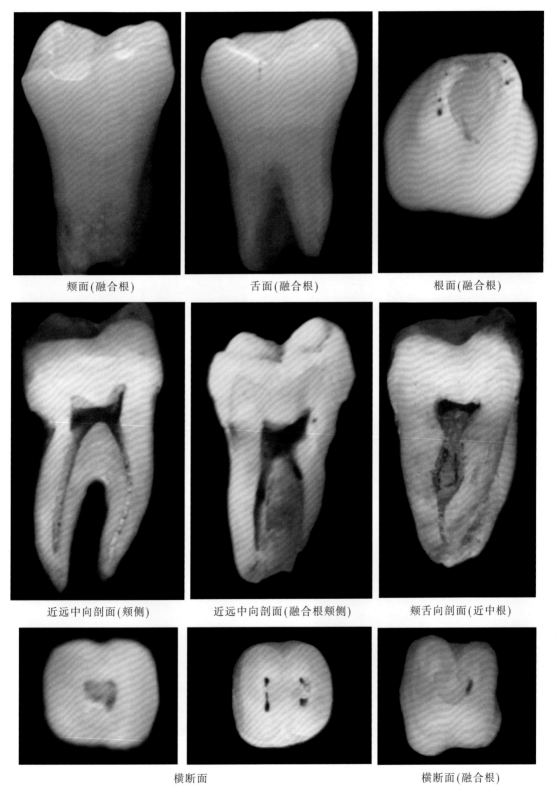

颊面(融合根)　　　　　　　　舌面(融合根)　　　　　　　　根面(融合根)

近远中向剖面(颊侧)　　　近远中向剖面(融合根颊侧)　　　颊舌向剖面(近中根)

横断面　　　　　　　　　　　　　　　　　　横断面(融合根)

图 039　下颌第二磨牙(2)

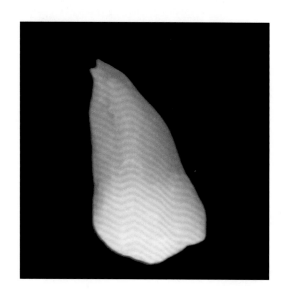

颊面

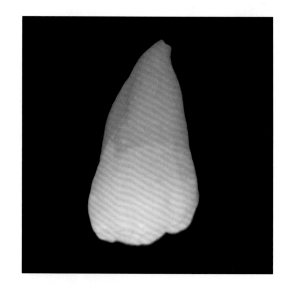

舌面

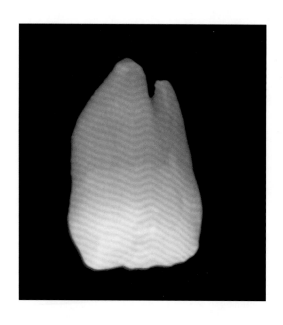

邻面

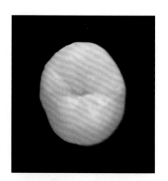

𬌗面①

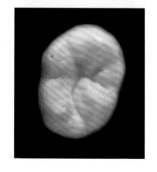

𬌗面②

图 040　上颌第三磨牙(1)

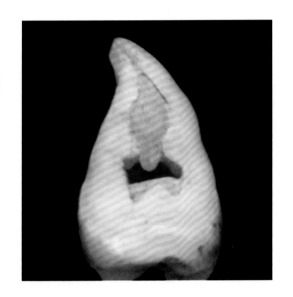

近远中向剖面

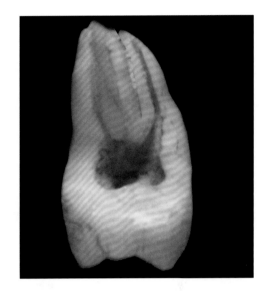

颊舌向剖面

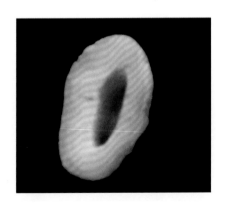

横断面①

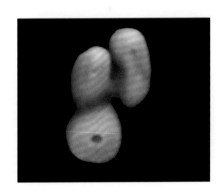

横断面②

图 041　上颌第三磨牙(2)

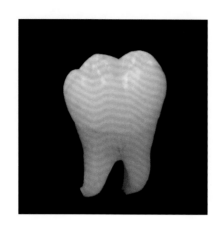

颊面

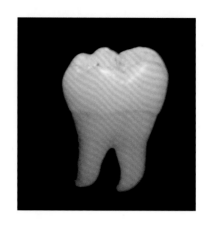

舌面

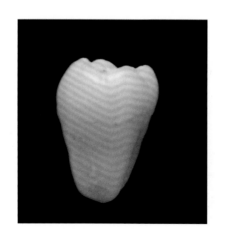

邻面

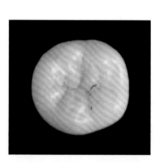

𬌗面①

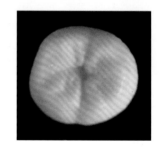

𬌗面②

图 042　下颌第三磨牙(1)

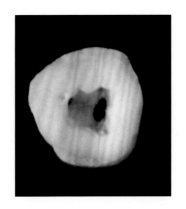

横断面

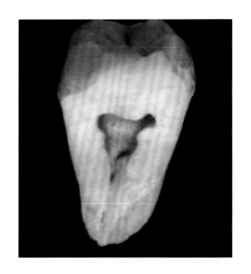

颊舌向剖面

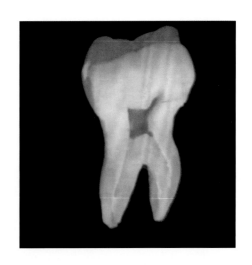

近远中向剖面

图 043　下颌第三磨牙(2)

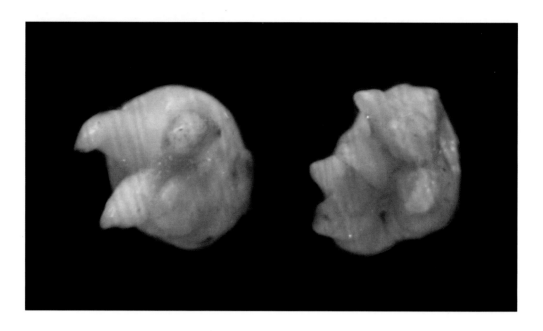

图 044   多根变异

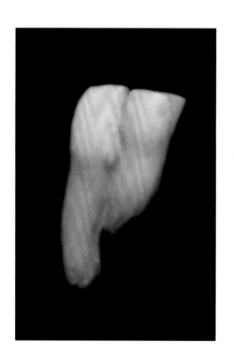

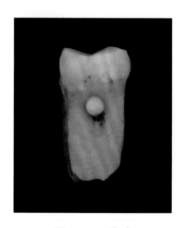

图 046   釉珠

图 045   融合牙变异

融合牙   Fused tooth   釉珠   Enamel pearl

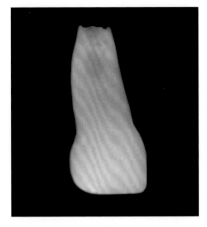

唇面

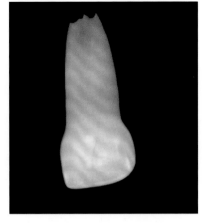

舌面

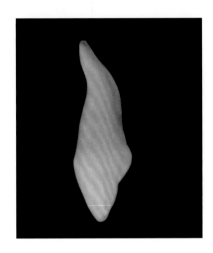

邻面

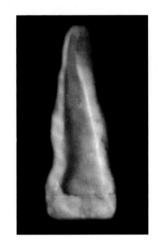

近远中向剖面

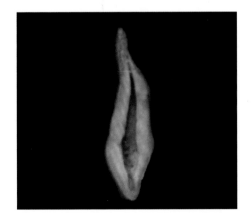

唇舌向剖面

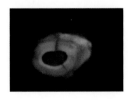

横断面

图 047　上颌乳中切牙

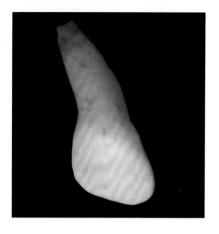

唇面

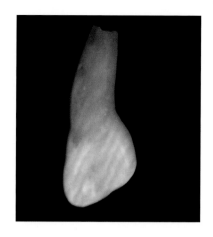

舌面

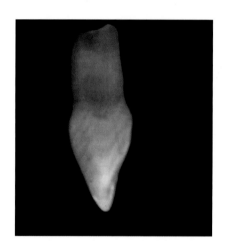

邻面

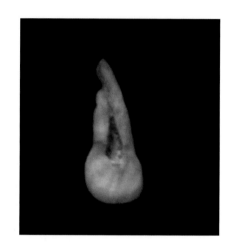

近远中向剖面

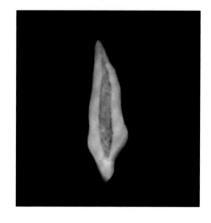

唇舌向剖面

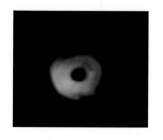

横断面

图 048　上颌乳侧切牙

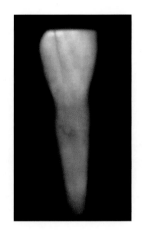

唇面

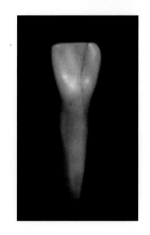

舌面

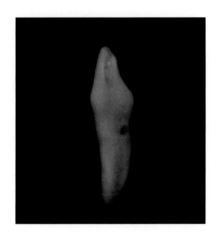

邻面

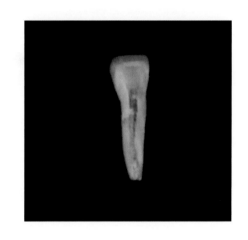

近远中向剖面

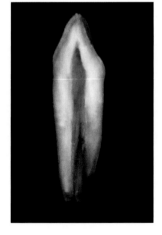

唇舌向剖面

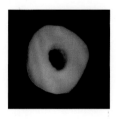

横断面

图 049　下颌乳中切牙

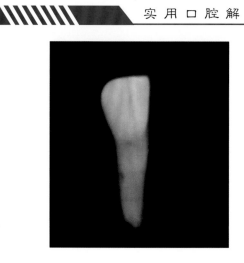

唇面

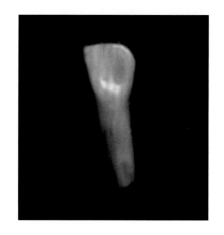

舌面

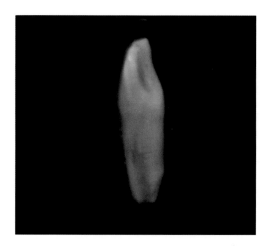

邻面

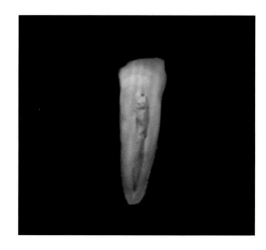

近远中向剖面

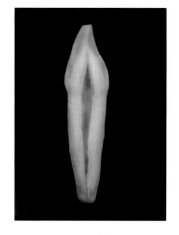

唇舌向剖面

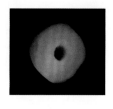

横断面

图 050　下颌乳侧切牙

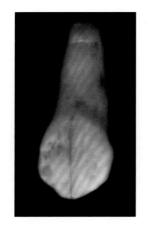

唇面

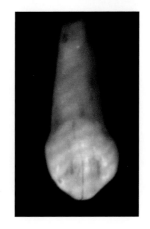

舌面

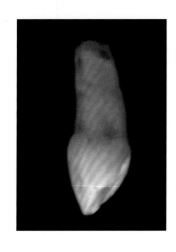

邻面

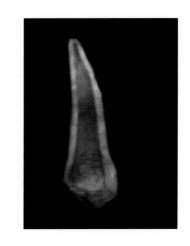

近远中向剖面

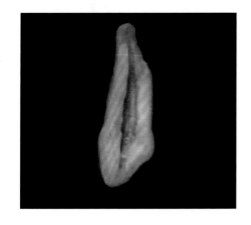

唇舌向剖面

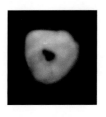

横断面

图 051　上颌乳尖牙

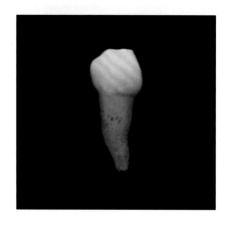

唇面

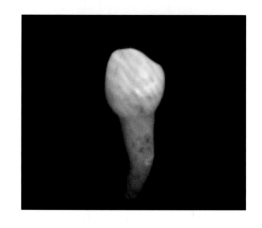

舌面

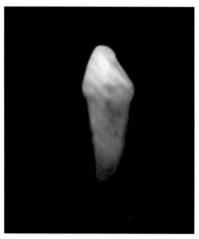

邻面

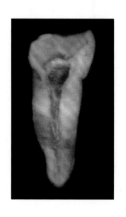

近远中向剖面

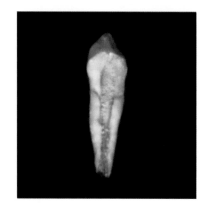

唇舌向剖面

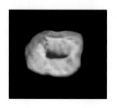

横断面

图 052　下颌乳尖牙

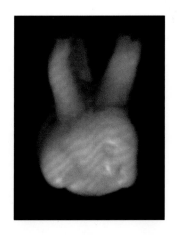

颊面

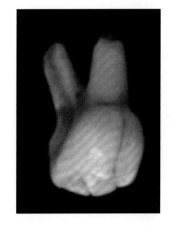

舌面

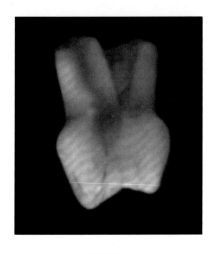

近中邻面

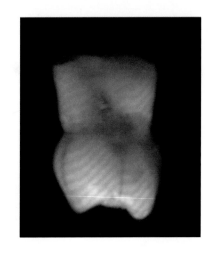

远中邻面

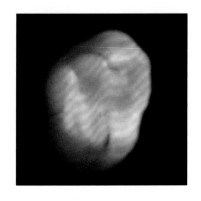

𬌗面

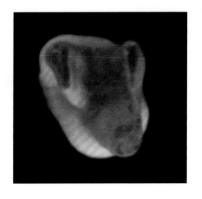

根面

图 053　上颌第一乳磨牙(1)

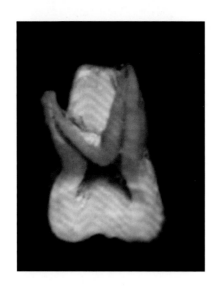

近远中向剖面(颊侧)

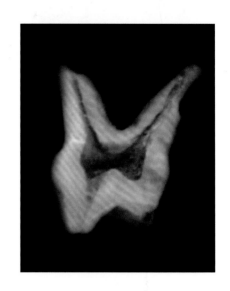

颊舌向剖面(近中)

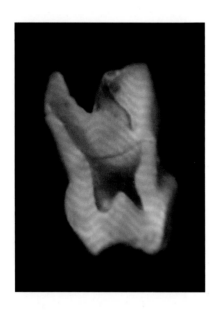

颊舌向剖面(远中)

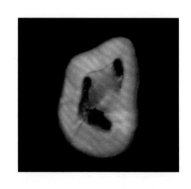

横断面

图 054　上颌第一乳磨牙(2)

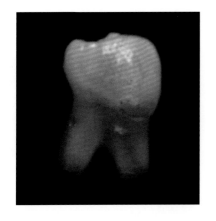

颊面

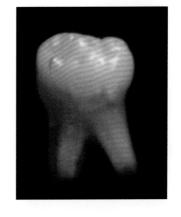

舌面

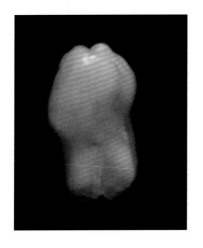

近中邻面

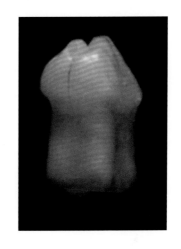

远中邻面

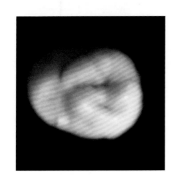

𬌗面

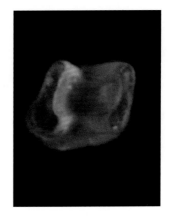

根面

图 055　下颌第一乳磨牙(1)

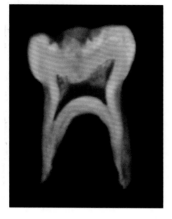

近远中向剖面

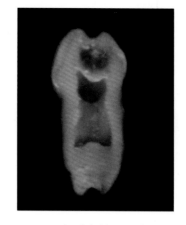

颊舌向剖面(近中)

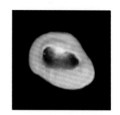

横断面

图 056　下颌第一乳磨牙(2)

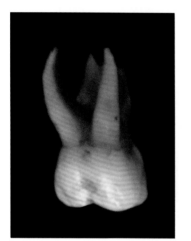

颊面

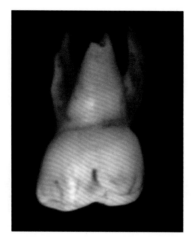

舌面

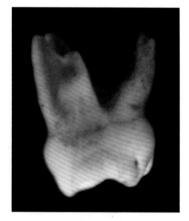

邻面

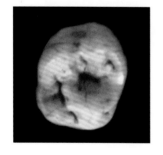

殆面

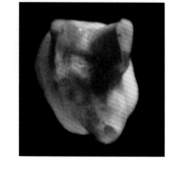

根面

图 057　上颌第二乳磨牙(1)

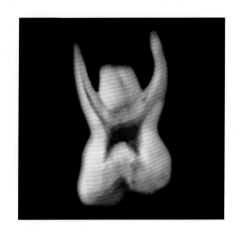
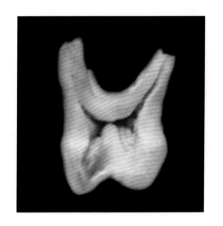

近远中向剖面(颊侧)　　　　　　　　颊舌向剖面(近中)

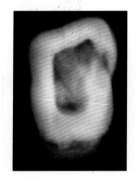
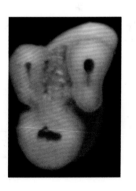

横断面①　　　　　　　　　　　横断面②

图 058　上颌第二乳磨牙(2)

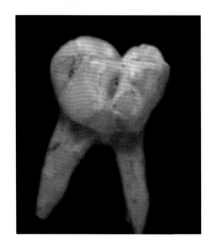

颊面

舌面

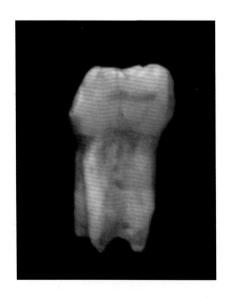

邻面

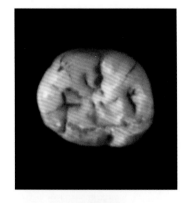

殆面

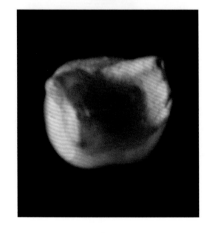

根面

图 059 下颌第二乳磨牙(1)

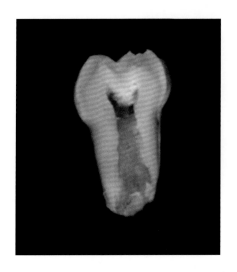

颊舌向剖面(近中)

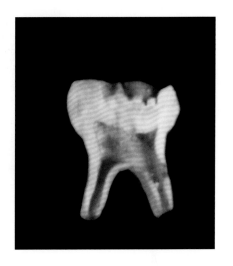

近远中向剖面

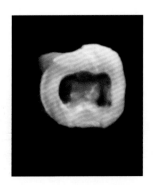

横断面

图 060　下颌第二乳磨牙(2)

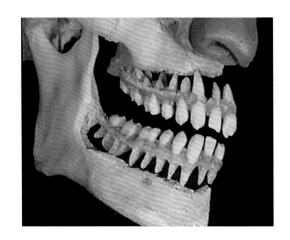

图 061　牙槽骨中的牙

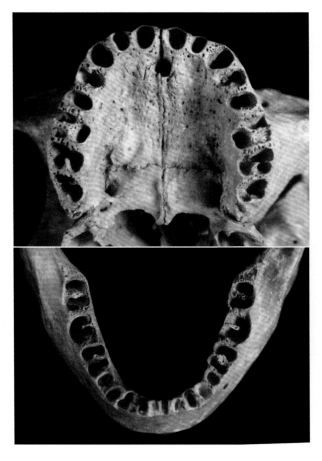

图 062　牙槽窝

牙槽窝　Alveolar fossa

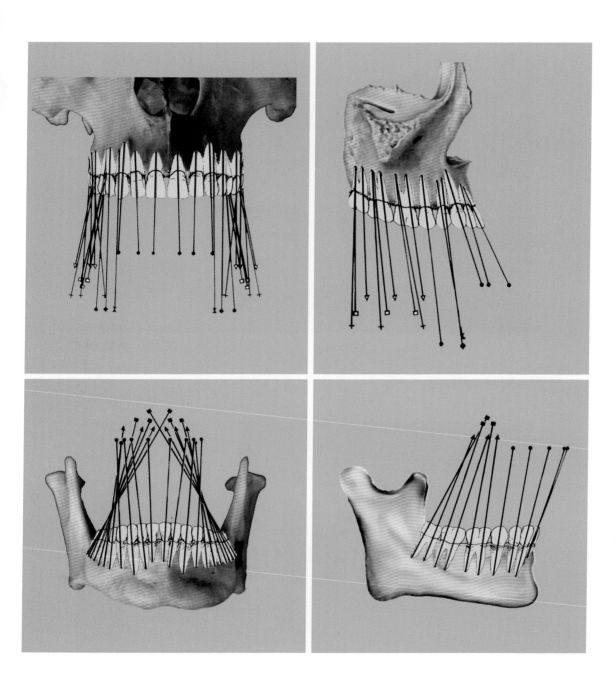

图 063   牙的倾斜方向示意图

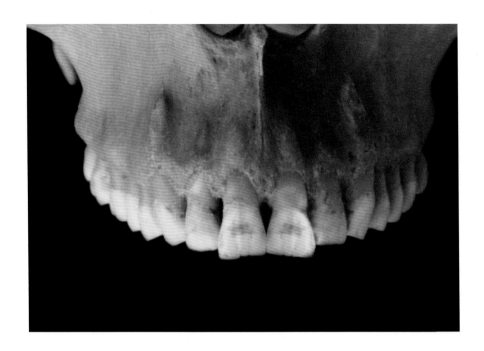

图 064 恒牙殆上牙列(正面)

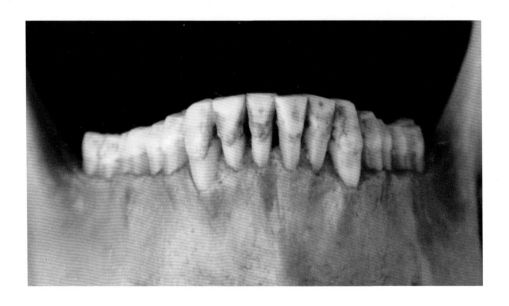

图 065 恒牙殆下牙列(正面)

牙列 Dentition

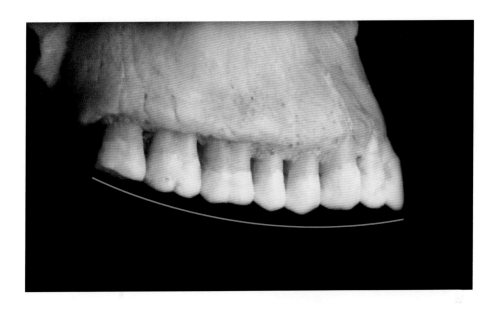

图 066　上颌纵𬌗曲线

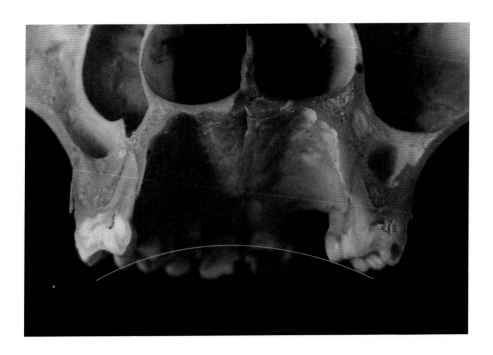

图 067　上颌横𬌗曲线

纵𬌗曲线　Sagittal curve of occlusion　　横𬌗曲线　Transverse curve of occlusion

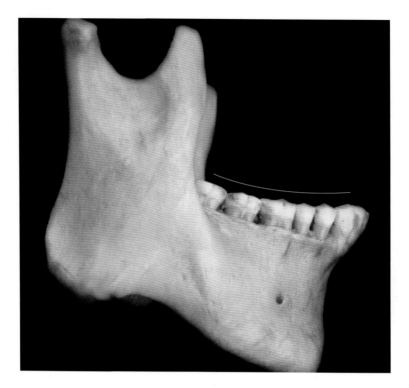

图 068　下颌纵𬌗曲线

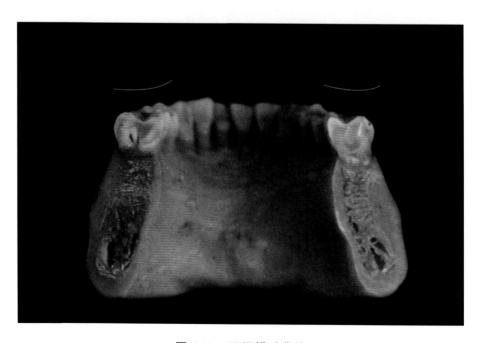

图 069　下颌横𬌗曲线

纵𬌗曲线　Sagittal curve of occlusion
横𬌗曲线　Transverse curve of occlusion

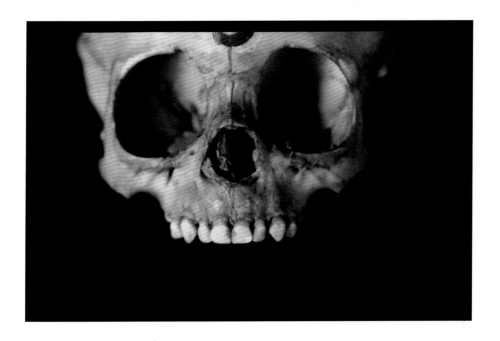

图 070　乳牙𬌗上牙列(正面)

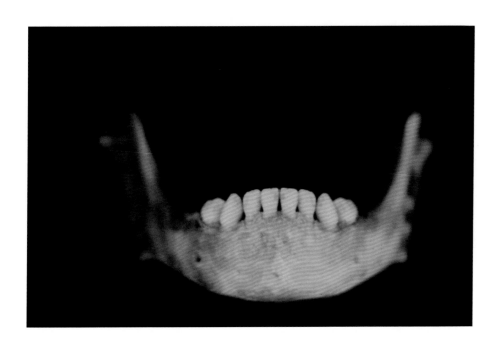

图 071　乳牙𬌗下牙列(正面)

乳牙列　Deciduous dentition

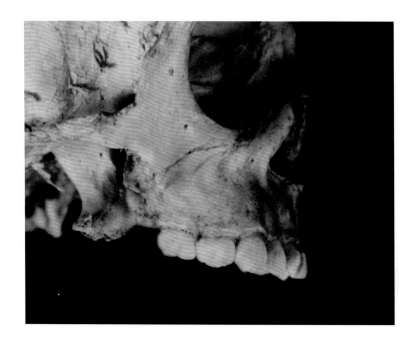

图 072　乳牙𬌗上牙列(侧面)

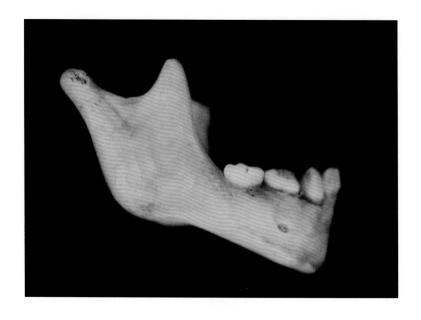

图 073　乳牙𬌗下牙列(侧面)

乳牙列　　Deciduous dentition

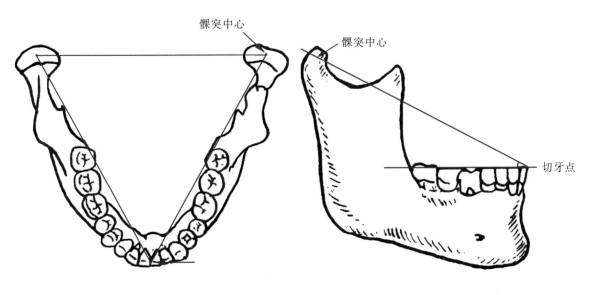

图 074　Bonwill 三角

图 075　Balkwill 角

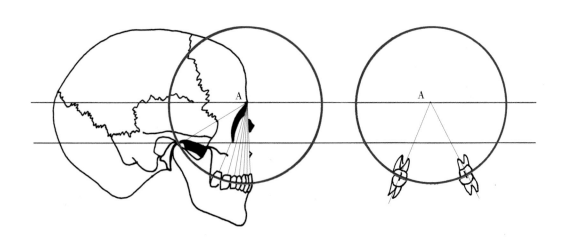

图 076　Monson 球面

Bonwill 三角	Bonwill's triangle	Monson 球面	Monson's sphere
Balkwill 角	Balkwill's angle	A:眉间点	Glabella

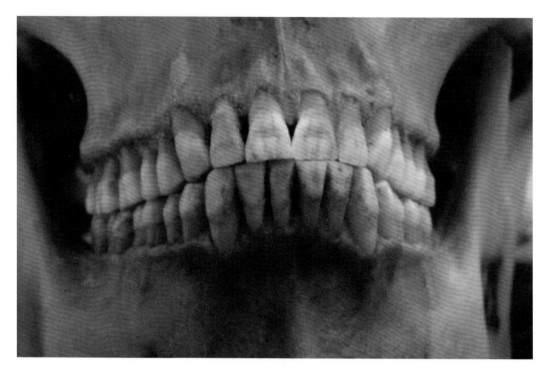

图 077 恒牙殆(正面)

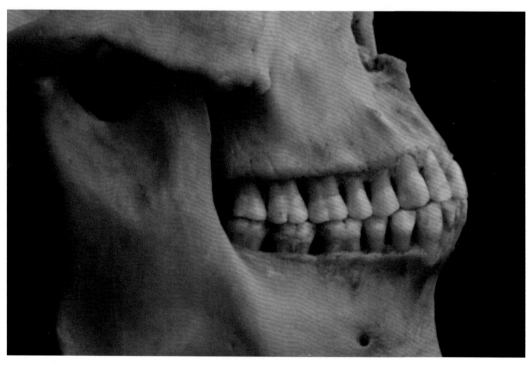

图 078 恒牙殆(侧面)

恒牙殆 Permanent occlusion

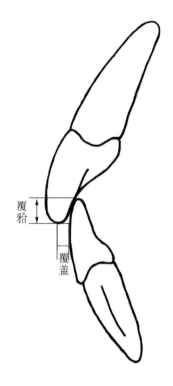

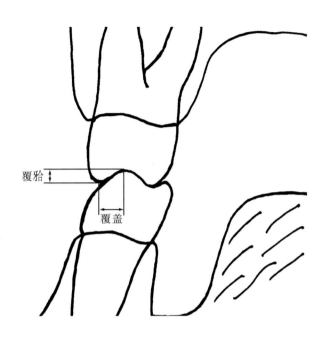

图 079　前牙覆𬌗与覆盖

图 080　后牙覆𬌗与覆盖

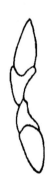 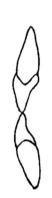 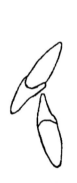 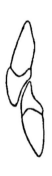 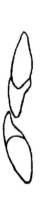 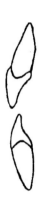

正常𬌗　　　　对刃𬌗　　　　深覆盖　　　　深覆𬌗　　　　反𬌗　　　　开𬌗

图 081　前牙𬌗型

覆𬌗	Overbite	正常𬌗	Normal occlusion	深覆𬌗	Deep overbite
覆盖	Overjet	对刃𬌗	Edge to edge bite	反𬌗	Cross bite
		深覆盖	Deep overjet	开𬌗	Open bite

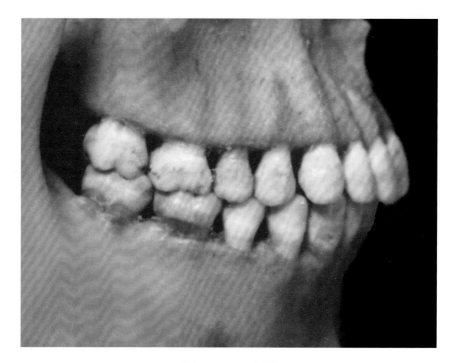

图 082　正常𬌗

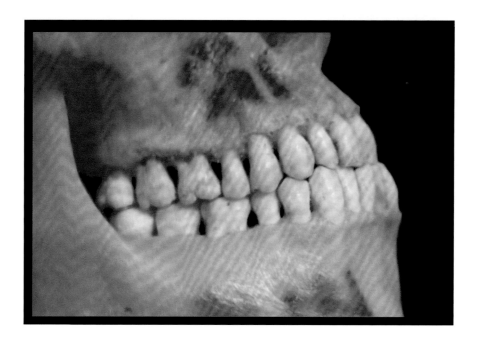

图 083　对刃𬌗

正常𬌗　Normal occlusion　对刃𬌗　Cusp-to-cusp occlusion/Edge-to-edge bite

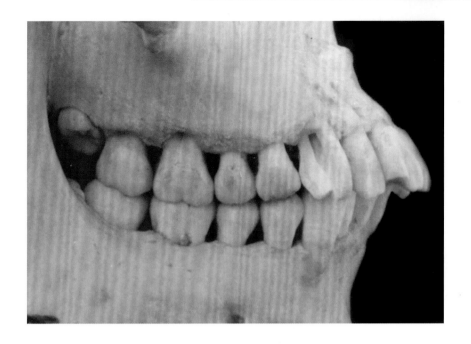

图 084 深覆盖

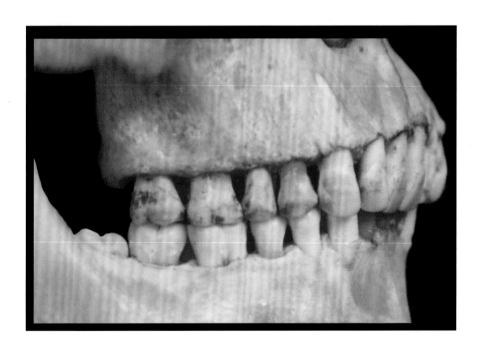

图 085 深覆𬌗(内倾型)

深覆盖　Deep overjet　深覆𬌗　Deep overbite

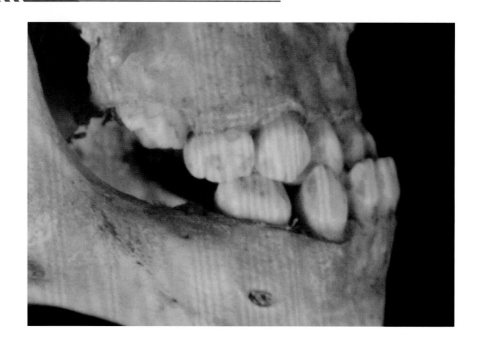

图 086 反𬌗(乳牙列)

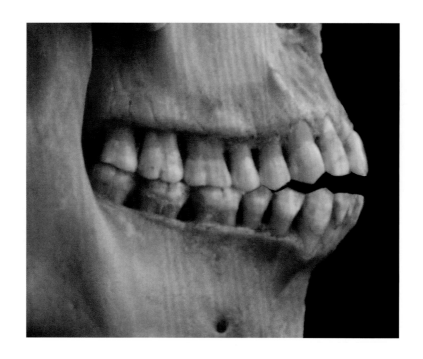

图 087 开𬌗

反𬌗 Cross bite/Reversed occlusion 开𬌗 Open bite

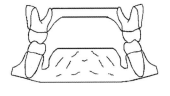 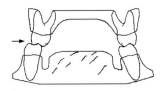 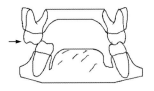

正常殆　　　　　　　　一侧后牙反殆　　　　　　　一侧后牙锁殆

图 088　后牙殆型

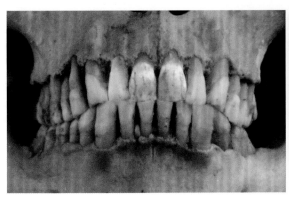 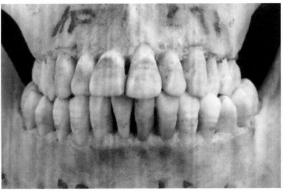

图 089　正常殆(后牙)　　　　　　　　**图 090　后牙反殆**

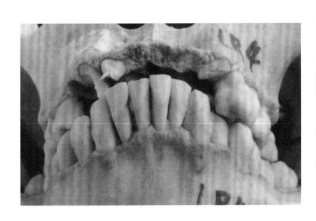 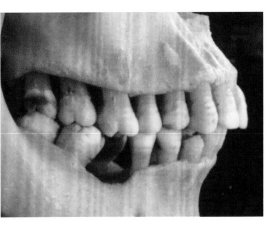

图 091　锁殆(左侧第一前磨牙)　　　　　**图 092　继发性咬合紊乱**

正常殆　　　Normal occlusion	锁殆　　　　　Reversed cross bite
后牙反殆　　Cross bite of posterior teeth	继发性咬合紊乱　Secondary malocclusion

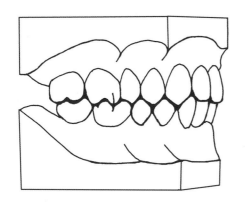
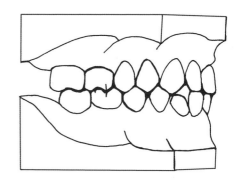

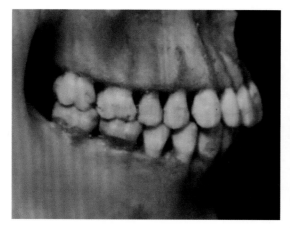
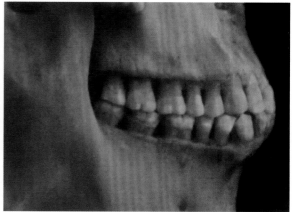

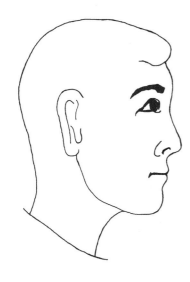

正常𬌗(中性𬌗)　　　　　　　　　　　　安氏Ⅰ类错𬌗(中性𬌗)

图 093 安氏错𬌗分类及其与面形的关系(1)

正常𬌗　Normal occlusion　　　　安氏Ⅰ类错𬌗　Angle's malocclusion class Ⅰ
中性𬌗　Neutrocclusion

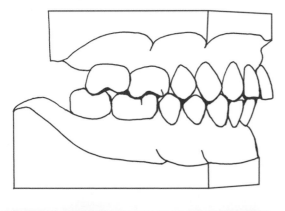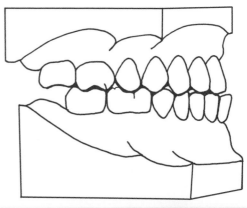

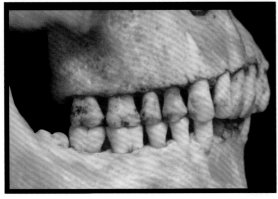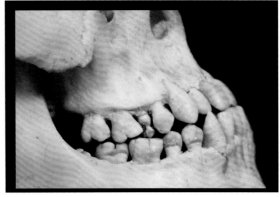

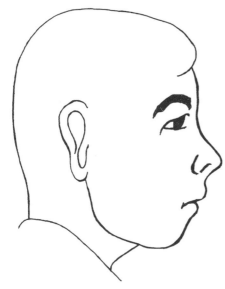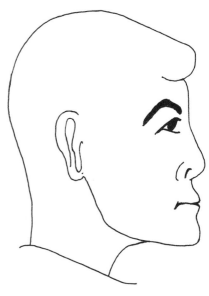

安氏Ⅱ类错𬌗(远中𬌗)　　　　　安氏Ⅲ类错𬌗(近中𬌗)

图 094　安氏错𬌗分类及其与面形的关系(2)

正常𬌗	Normal occlusion	中性𬌗	Neutrocclusion
安氏Ⅰ类错𬌗	Angle's malocclusion class Ⅰ	远中𬌗	Distocclusion
安氏Ⅱ类错𬌗	Angle's malocclusion class Ⅱ	近中𬌗	Mesiocclusion
安氏Ⅲ类错𬌗	Angle's malocclusion class Ⅲ		

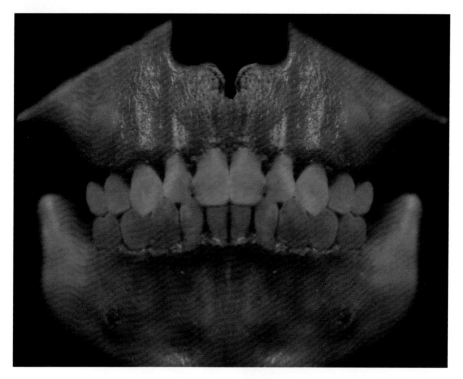

图 095　乳牙𬌗(正面)

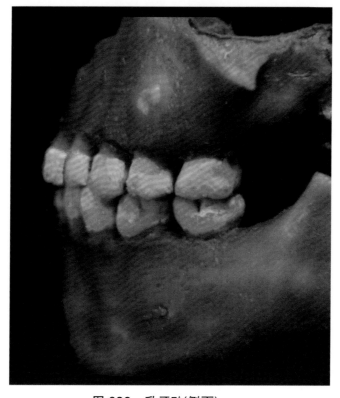

图 096　乳牙𬌗(侧面)

乳牙𬌗　Deciduous occlusion

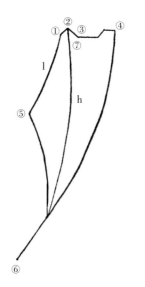

矢状面图

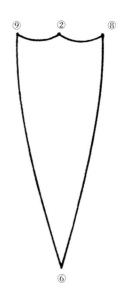

冠状面图

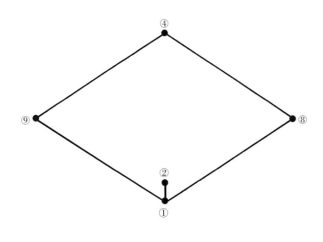

水平面图

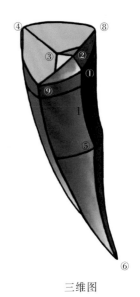

三维图

图 097　下颌边缘运动轨迹示意图

边缘运动　Border movement

① 后退接触位　Retruded contact position, RCP 　　⑥ 最大开口位　Maximum opening position

② 牙尖交错位　Intercuspal position, ICP 　　⑦ 下颌姿势位　Mandibular postural position, MPP

③ 对刃位　Edge-to-edge incisal position 　　⑧ 最大右侧咬合位　Right maximum lateral contact position

④ 最大前伸位　Maximum protrusive position 　　⑨ 最大左侧咬合位　Left maximum lateral contact position

⑤ 后退最大铰链开口位　Maximum terminal 　　h:自然闭口轨迹 l:后退铰链开口轨迹(正中关系)

hinge opening position 　　Path of terminal hinge opening (centric relation, CR)

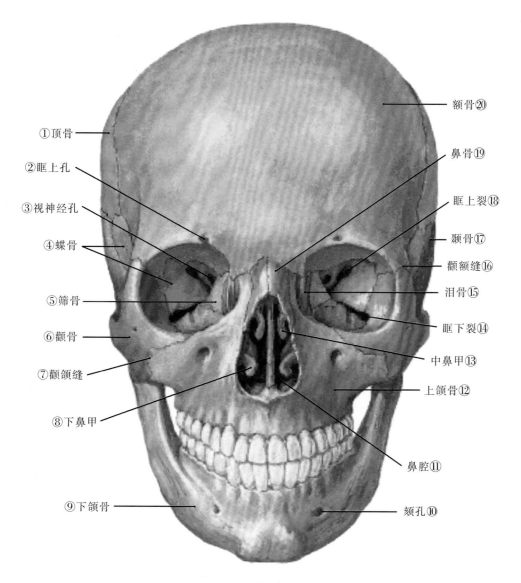

①顶骨 —— ——额骨⑳

②眶上孔 ——鼻骨⑲

③视神经孔 ——眶上裂⑱

④蝶骨 ——颞骨⑰

——颧额缝⑯

⑤筛骨 ——泪骨⑮

——眶下裂⑭

⑥颧骨 ——中鼻甲⑬

⑦颧颌缝 ——上颌骨⑫

⑧下鼻甲

——鼻腔⑪

⑨下颌骨 ——颏孔⑩

图 098　颅面骨骼前面观

①顶骨	Parietal bone	⑪鼻腔	Nasal cavity
②眶上孔	Supraorbital foramen	⑫上颌骨	Maxilla
③视神经孔	Optic foramen	⑬中鼻甲	Middle nasal concha
④蝶骨	Sphenoid bone	⑭眶下裂	Inferior orbital fissure
⑤筛骨	Ethmoid bone	⑮泪骨	Lacrimal bone
⑥颧骨	Zygomatic bone	⑯颧额缝	Zygomaticofrontal suture
⑦颧颌缝	Zygomaticomaxillary suture	⑰颞骨	Temporal bone
⑧下鼻甲	Inferior nasal concha	⑱眶上裂	Superior orbital fissure
⑨下颌骨	Mandible	⑲鼻骨	Nasal bone
⑩颏孔	Mental foramen	⑳额骨	Frontal bone

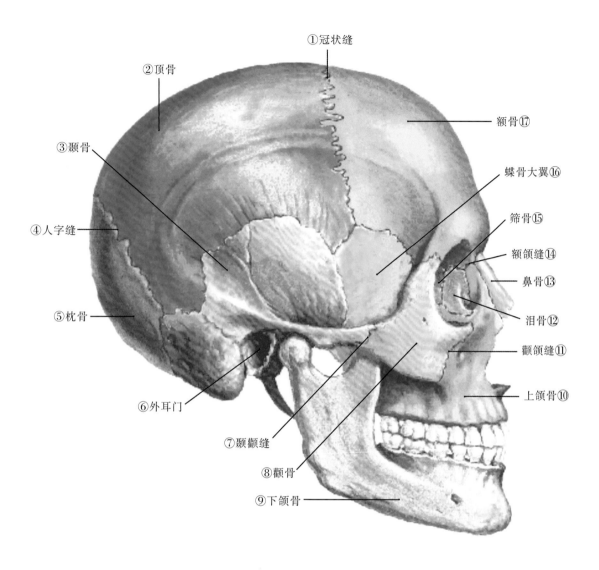

图 099　颅面骨骼外侧面观

①冠状缝	Coronal suture	⑩上颌骨	Maxilla
②顶骨	Parietal bone	⑪颧颌缝	Zygomaticomaxillary suture
③颞骨	Temporal bone	⑫泪骨	Lacrimal bone
④人字缝	Lambdoid suture	⑬鼻骨	Nasal bone
⑤枕骨	Occipital bone	⑭额颌缝	Frontomaxillary suture
⑥外耳门	External acoustic foramen	⑮筛骨	Ethmoid bone
⑦颞颧缝	Zygomaticotemporal suture	⑯蝶骨大翼	Greater wing of sphenoid bone
⑧颧骨	Zygomatic bone	⑰额骨	Frontal bone
⑨下颌骨	Mandible		

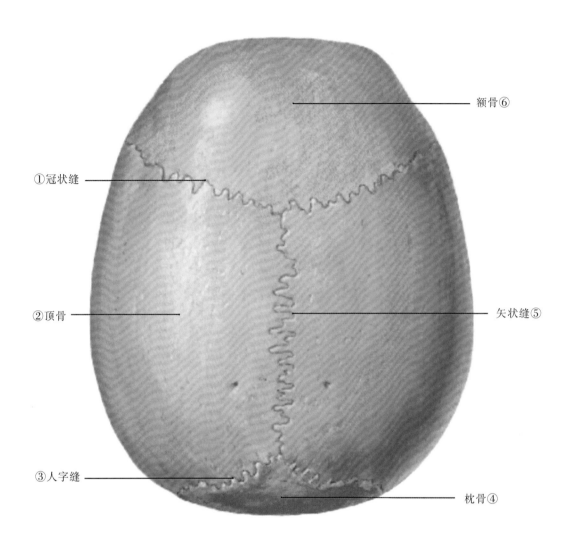

①冠状缝

②顶骨

③人字缝

额骨⑥

矢状缝⑤

枕骨④

图 100　颅顶骨骼上面观

①冠状缝　Coronal suture　　　　④枕骨　　Occipital bone
②顶骨　　Parietal bone　　　　⑤矢状缝　Sagittal suture
③人字缝　Lambdoid suture　　　⑥额骨　　Frontal bone

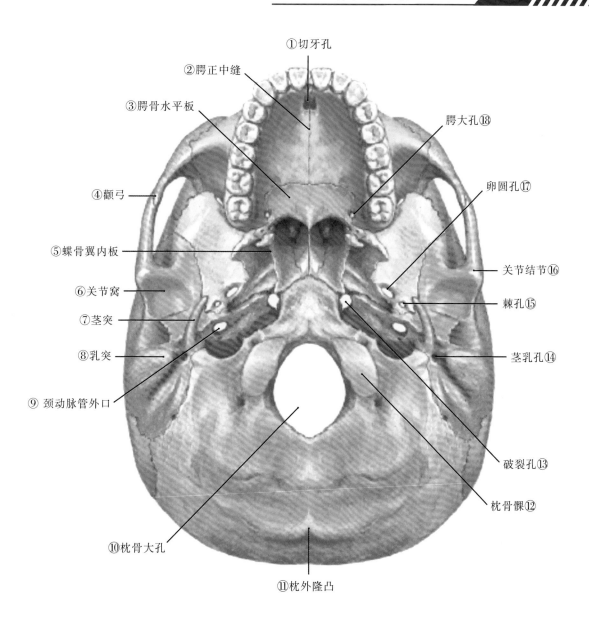

①切牙孔
②腭正中缝
③腭骨水平板
④颧弓
⑤蝶骨翼内板
⑥关节窝
⑦茎突
⑧乳突
⑨颈动脉管外口
⑩枕骨大孔
⑪枕外隆凸
⑫枕骨髁
⑬破裂孔
⑭茎乳孔
⑮棘孔
⑯关节结节
⑰卵圆孔
⑱腭大孔

图 101　颅底骨骼下面观

①切牙孔	Incisive foramen	⑩枕骨大孔	Great occipital foramen
②腭正中缝	Median palatine suture	⑪枕外隆凸	External occipital protuberance
③腭骨水平板	Horizontal plate of palatine bone	⑫枕骨髁	Occipital condyle
④颧弓	Zygomatic arch	⑬破裂孔	Lacerated foramen
⑤蝶骨翼内板	Medial plate of pterygoid process	⑭茎乳孔	Stylomastoid foramen
⑥关节窝	Glenoid fossa	⑮棘孔	Spinous foramen
⑦茎突	Styloid process	⑯关节结节	Articular tubercle
⑧乳突	Mastoid process	⑰卵圆孔	Oval foramen
⑨颈动脉管外口	External opening of carotid canal	⑱腭大孔	Greater palatine foramen

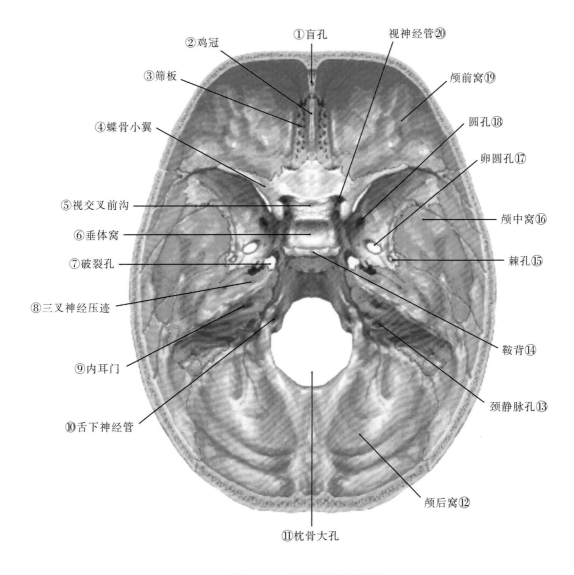

②鸡冠　　①盲孔　　视神经管⑳

③筛板　　　　　　　颅前窝⑲

④蝶骨小翼　　　　　圆孔⑱

⑤视交叉前沟　　　　卵圆孔⑰

⑥垂体窝　　　　　　颅中窝⑯

⑦破裂孔　　　　　　棘孔⑮

⑧三叉神经压迹　　　鞍背⑭

⑨内耳门　　　　　　颈静脉孔⑬

⑩舌下神经管

⑪枕骨大孔　　　　　颅后窝⑫

图102　颅底骨骼上面观

①盲孔	Foramen cecum	⑪枕骨大孔	Great occipital foramen
②鸡冠	Crista galli	⑫颅后窝	Posterior cranial fossa
③筛板	Cribriform plate	⑬颈静脉孔	Jugular foramen
④蝶骨小翼	Lesser wing of sphenoid bone	⑭鞍背	Dorsum sella
⑤视交叉前沟	Optic chiasm anterior groove	⑮棘孔	Spinous foramen
⑥垂体窝	Hypophyseal fossa	⑯颅中窝	Middle cranial fossa
⑦破裂孔	Lacerated foramen	⑰卵圆孔	Oval foramen
⑧三叉神经压迹	Trigeminal impression	⑱圆孔	Foramen rotundum
⑨内耳门	Internal acoustic foramen	⑲颅前窝	Anterior cranial fossa
⑩舌下神经管	Hypoglossal canal	⑳视神经管	Optic canal

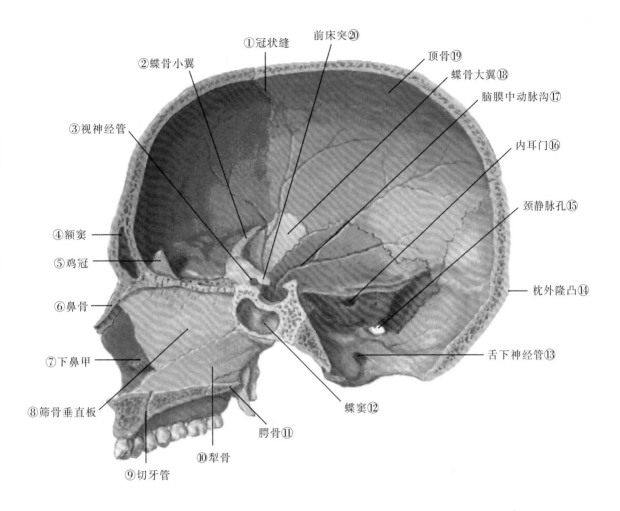

图 103　颅面骨骼正中矢状面观

①冠状缝	Coronal suture	⑪腭骨	Palatine bone
②蝶骨小翼	Lesser wing of sphenoid bone	⑫蝶窦	Sphenoidal sinus
③视神经管	Optic canal	⑬舌下神经管	Hypoglossal canal
④额窦	Frontal sinus	⑭枕外隆凸	External occipital protuberance
⑤鸡冠	Crista galli	⑮颈静脉孔	Jugular foramen
⑥鼻骨	Nasal bone	⑯内耳门	Internal acoustic foramen
⑦下鼻甲	Inferior nasal concha	⑰脑膜中动脉沟	Groove for middle meningeal artery
⑧筛骨垂直板	Perpendicular plate of ethmoid bone	⑱蝶骨大翼	Greater wing of sphenoid bone
⑨切牙管	Incisive canal	⑲顶骨	Parietal bone
⑩犁骨	Vomer	⑳前床突	Anterior clinoid process

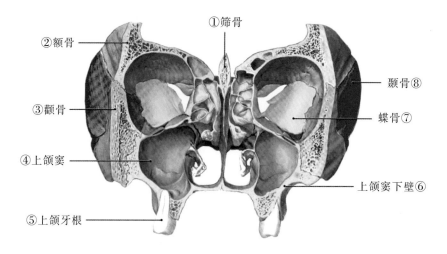

图 104　上颌窦下壁与上颌牙根的关系冠状切面观

①筛骨	Ethmoid bone	⑤上颌牙根	Maxillary tooth root
②额骨	Frontal bone	⑥上颌窦下壁	Inferior wall of maxillary sinus
③颧骨	Zygomatic bone	⑦蝶骨	Sphenoid bone
④上颌窦	Maxillary sinus	⑧颞骨	Temporal bone

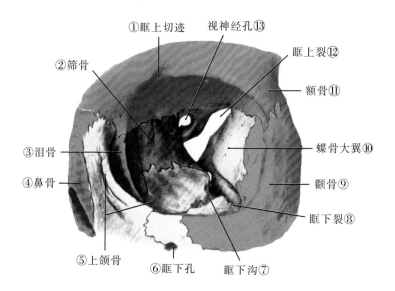

图 105　眶周骨骼前面观(左侧)

①眶上切迹	Supraorbital notch	⑧眶下裂	Inferior orbital fissure
②筛骨	Ethmoid bone	⑨颧骨	Zygomatic bone
③泪骨	Lacrimal bone	⑩蝶骨大翼	Greater wing of sphenoid bone
④鼻骨	Nasal bone	⑪额骨	Frontal bone
⑤上颌骨	Maxilla	⑫眶上裂	Superior orbital fissure
⑥眶下孔	Infraorbital foramen	⑬视神经孔	Optic foramen
⑦眶下沟	Infraorbital groove		

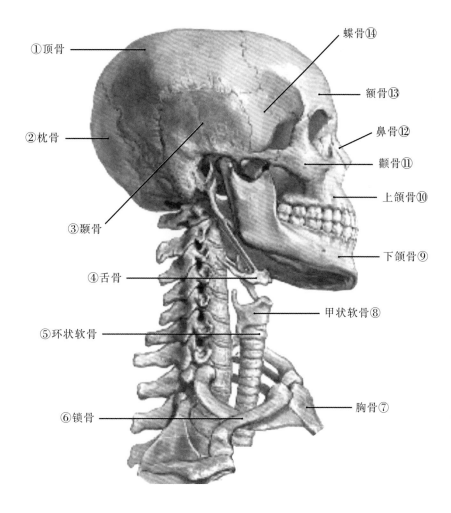

①顶骨

蝶骨⑭

②枕骨

额骨⑬

鼻骨⑫

颧骨⑪

上颌骨⑩

③颞骨

下颌骨⑨

④舌骨

甲状软骨⑧

⑤环状软骨

⑥锁骨

胸骨⑦

图 106　头颈部骨骼外侧面观

①顶骨	Parietal bone	⑧甲状软骨	Thyroid cartilage
②枕骨	Occipital bone	⑨下颌骨	Mandible
③颞骨	Temporal bone	⑩上颌骨	Maxilla
④舌骨	Hyoid bone	⑪颧骨	Zygomatic bone
⑤环状软骨	Cricoid cartilage	⑫鼻骨	Nasal bone
⑥锁骨	Clavicle	⑬额骨	Frontal bone
⑦胸骨	Sternum	⑭蝶骨	Sphenoid bone

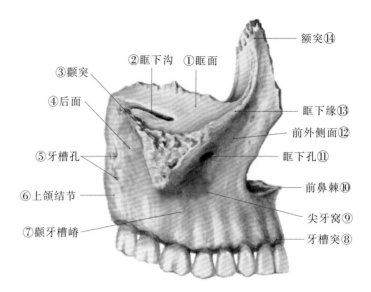

②眶下沟 ①眶面
③颧突
④后面
⑤牙槽孔
⑥上颌结节
⑦颧牙槽嵴

额突⑭
眶下缘⑬
前外侧面⑫
眶下孔⑪
前鼻棘⑩
尖牙窝⑨
牙槽突⑧

图 107　上颌骨外侧面观

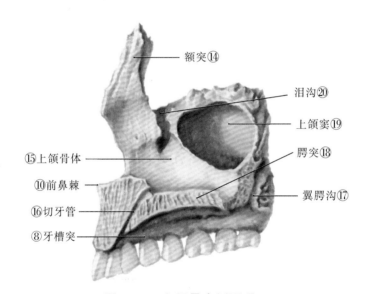

额突⑭

泪沟⑳
上颌窦⑲
腭突⑱
翼腭沟⑰

⑮上颌骨体
⑩前鼻棘
⑯切牙管
⑧牙槽突

图 108　上颌骨内侧面观

①眶面	Orbital surface	⑪眶下孔	Infraorbital foramen
②眶下沟	Infraorbital groove	⑫前外侧面	Anterior and lateral surface
③颧突	Zygomatic process	⑬眶下缘	Infraorbital margin
④后面	Posterior surface	⑭额突	Frontal process
⑤牙槽孔	Alveolar foramen	⑮上颌骨体	Body of maxilla
⑥上颌结节	Maxillary tuberosity	⑯切牙管	Incisive canal
⑦颧牙槽嵴	Zygomaticoalvelar ridge	⑰翼腭沟	Pterygopalatine groove
⑧牙槽突	Alveolar process	⑱腭突	Palatine process
⑨尖牙窝	Canine fossa	⑲上颌窦	Maxillary sinus
⑩前鼻棘	Anterior nasal spine	⑳泪沟	Lacrimal groove

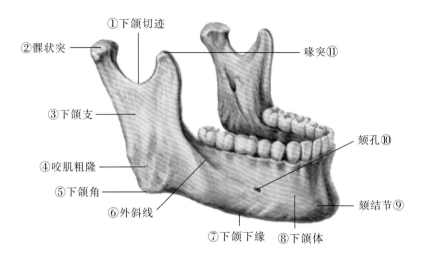

①下颌切迹
②髁状突
③下颌支
④咬肌粗隆
⑤下颌角
⑥外斜线
⑦下颌下缘
⑧下颌体
喙突⑪
颏孔⑩
颏结节⑨

图 109 下颌骨外侧面观

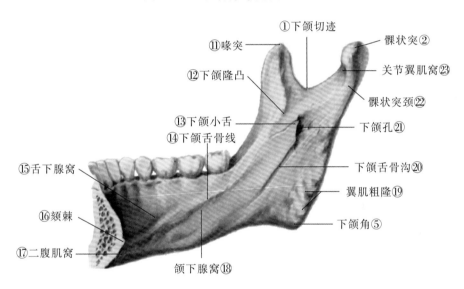

①下颌切迹
⑪喙突
⑫下颌隆凸
⑬下颌小舌
⑭下颌舌骨线
⑮舌下腺窝
⑯颏棘
⑰二腹肌窝
颌下腺窝⑱
髁状突②
关节翼肌窝㉓
髁状突颈㉒
下颌孔㉑
下颌舌骨沟⑳
翼肌粗隆⑲
下颌角⑤

图 110 下颌骨内侧面观

①下颌切迹	Mandibular notch		⑬下颌小舌	Lingula
②髁状突	Condylar process		⑭下颌舌骨线	Mylohyoid line
③下颌支	Ramus of mandible		⑮舌下腺窝	Sublingual fossa
④咬肌粗隆	Masseteric tuberosity		⑯颏棘	Mental spines
⑤下颌角	Angle of mandible		⑰二腹肌窝	Digastric fossa
⑥外斜线	Oblique line		⑱颌下腺窝	Submandibular fossa
⑦下颌下缘	Inferior mandible margin		⑲翼肌粗隆	Pterygoid tuberosity
⑧下颌体	Body of mandible		⑳下颌舌骨沟	Mylohyoid groove
⑨颏结节	Mental tubercle		㉑下颌孔	Mandibular foramen
⑩颏孔	Mental foramen		㉒髁状突颈	Neck of condylar process
⑪喙突	Coronoid process		㉓关节翼肌窝	Pterygoid fossa of condyle
⑫下颌隆凸	Torus mandibularis			

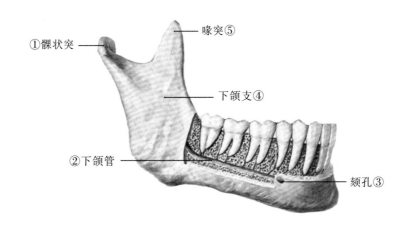

图 111　下颌管与下颌牙根的关系外侧面观

①髁状突　Condylar process
②下颌管　Mandibular canal
③颏孔　　Mental foramen
④下颌支　Ramus of mandible
⑤喙突　　Coronoid process

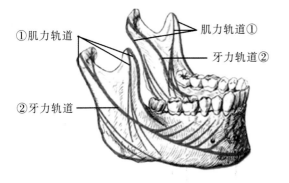

图 112　下颌骨的牙力轨道和肌力轨道外侧面观

①肌力轨道　Myodynamic orbit
②牙力轨道　Dental orbit

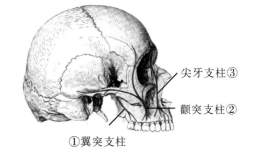

图 113　颌面骨的支柱结构外侧面观

①翼突支柱　Sustentaculum of pterygoid process
②颧突支柱　Sustentaculum of zygomaitc process
③尖牙支柱　Sustentaculum of canine

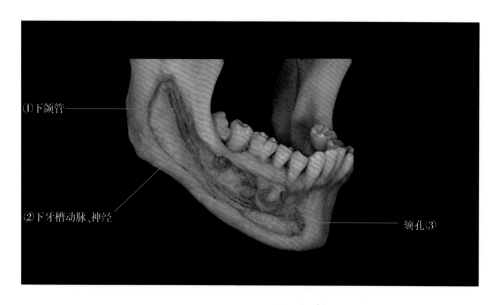

①下颌管

②下牙槽动脉、神经

颏孔③

图 114　下颌管外侧面观

①下颌管　　　　　　 Mandibular canal
②下牙槽动脉、神经　 Inferior alveolar artery and nerve
③颏孔　　　　　　　 Mental foramen

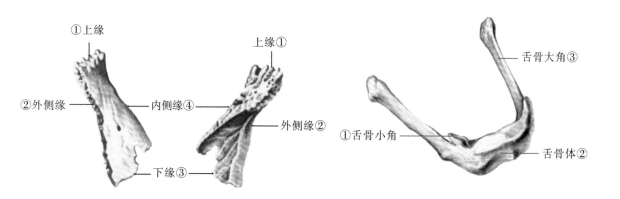

①上缘　　②外侧缘　　内侧缘④　　上缘①　　外侧缘②　　下缘③

舌骨大角③　　①舌骨小角　　舌骨体②

图 115　鼻骨前面观和后面观

①上缘　　Superior margin
②外侧缘　　Lateral margin
③下缘　　Inferior margin
④内侧缘　　Medial margin

图 116　舌骨前外侧面观

①舌骨小角　　Lesser horn of hyoid bone
②舌骨体　　Body of hyoid bone
③舌骨大角　　Greater horn of hyoid bone

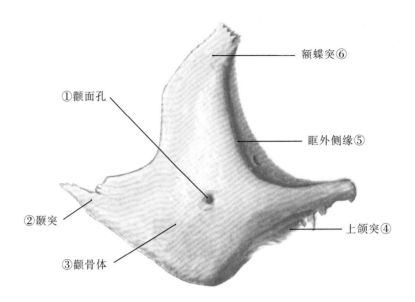

①颧面孔

额蝶突⑥

眶外侧缘⑤

②颞突

③颧骨体

上颌突④

图 117　颧骨外侧面观

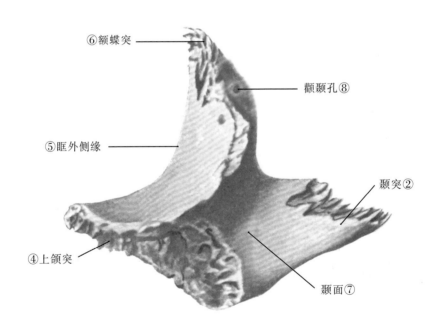

⑥额蝶突

颧颞孔⑧

⑤眶外侧缘

颞突②

④上颌突

颞面⑦

图 118　颧骨内侧面观

①颧面孔	Zygomaticofacial foramen	⑤眶外侧缘	Lateral orbital margin
②颞突	Temporal process	⑥额蝶突	Sphenofrontal process
③颧骨体	Body of zygomatic bone	⑦颞面	Temporal surface
④上颌突	Maxillary process	⑧颧颞孔	Zygomaticotemporal foramen

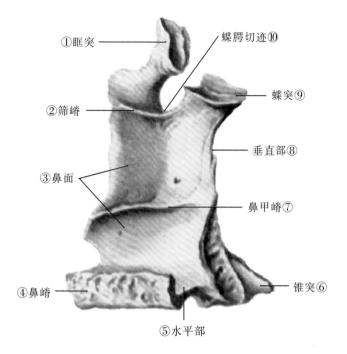

图 119　腭骨内侧面观

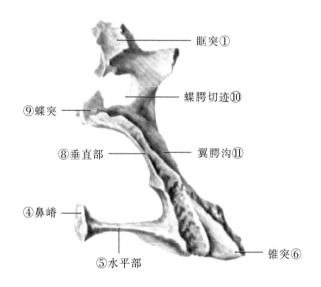

图 120　腭骨后面观

①眶突	Orbital process	⑦鼻甲嵴	Conchal crest
②筛嵴	Ethmoidal crest	⑧垂直部	Perpendicular part
③鼻面	Nasal surface	⑨蝶突	Sphenoid process
④鼻嵴	Nasal crest	⑩蝶腭切迹	Sphenopalatine notch
⑤水平部	Horizontal part	⑪翼腭沟	Pterygopalatine groove
⑥锥突	Pyramidal process		

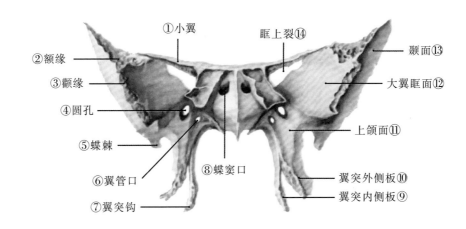

图 121　蝶骨前面观

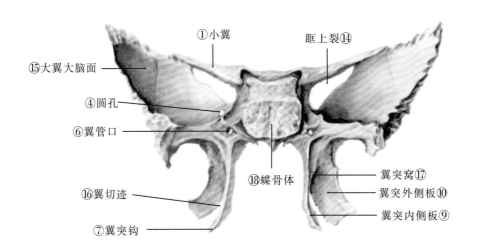

图 122　蝶骨后面观

①小翼	Lesser wing of sphenoid bone	⑩翼突外侧板	Lateral plate of pterygoid process
②额缘	Frontal margin	⑪上颌面	Maxillary surface
③颧缘	Zygomatic margin	⑫大翼眶面	Orbital surface of greater wing
④圆孔	Foramen rotundum	⑬颞面	Temporal surface
⑤蝶棘	Spine of sphenoid	⑭眶上裂	Superior orbital fissure
⑥翼管口	Opening of pterygoid canal	⑮大翼大脑面	Cerebral surface of greater wing
⑦翼突钩	Pterygoid hamulus	⑯翼切迹	Pterygoid notch
⑧蝶窦口	Opening of sphenoidal sinus	⑰翼突窝	Pterygoid fossa
⑨翼突内侧板	Medial plate of pterygoid process	⑱蝶骨体	Body of sphenoid bone

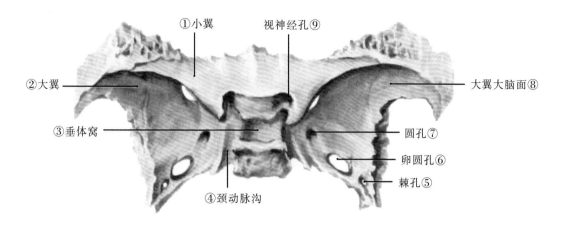

①小翼　视神经孔⑨

②大翼　大翼大脑面⑧

③垂体窝　圆孔⑦

卵圆孔⑥

棘孔⑤

④颈动脉沟

图 123　蝶骨上面观

①小翼	Lesser wing of sphenoid bone	⑥卵圆孔	Oval foramen
②大翼	Greater wing of sphenoid bone	⑦圆孔	Foramen rotundum
③垂体窝	Hypophyseal fossa	⑧大翼大脑面	Cerebral surface of greater wing
④颈动脉沟	Carotid groove	⑨视神经孔	Optic foramen
⑤棘孔	Spinous foramen		

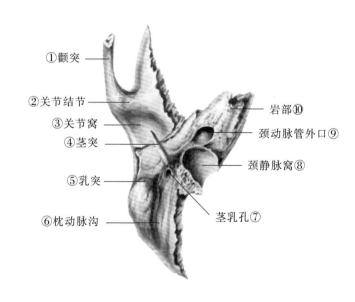

①颧突

②关节结节　岩部⑩

③关节窝　颈动脉管外口⑨

④茎突

颈静脉窝⑧

⑤乳突

茎乳孔⑦

⑥枕动脉沟

图 124　颞骨下面观

①颧突	Zygomatic process	⑥枕动脉沟	Groove for occipital artery
②关节结节	Articular tubercle	⑦茎乳孔	Stylomastoid foramen
③关节窝	Glenoid fossa	⑧颈静脉窝	Jugular fossa
④茎突	Styloid process	⑨颈动脉管外口	External opening of carotid canal
⑤乳突	Mastoid process	⑩岩部	Petrous part

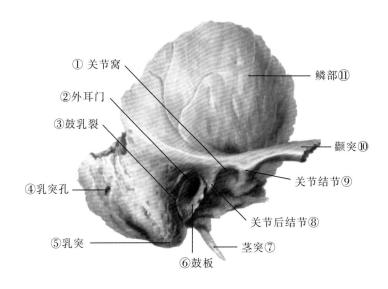

① 关节窝
②外耳门
③鼓乳裂
④乳突孔
⑤乳突
⑥鼓板
鳞部⑪
颧突⑩
关节结节⑨
关节后结节⑧
茎突⑦

图 125　颞骨外侧面观

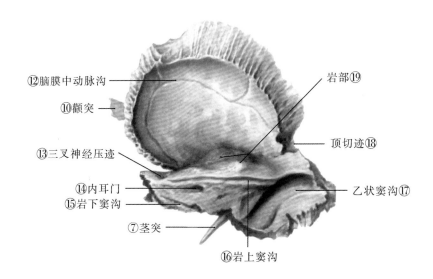

⑫脑膜中动脉沟
⑩颧突
⑬三叉神经压迹
⑭内耳门
⑮岩下窦沟
⑦茎突
⑯岩上窦沟
岩部⑲
顶切迹⑱
乙状窦沟⑰

图 126　颞骨内侧面观

① 关节窝	Glenoid fossa	⑪鳞部	Squamous part
②外耳门	External acoustic foramen	⑫脑膜中动脉沟	Groove for branches of middle meningeal artery
③鼓乳裂	Tympanomastoid fissure	⑬三叉神经压迹	Trigeminal impression
④乳突孔	Mastoid foramen	⑭内耳门	Internal acoustic foramen
⑤乳突	Mastoid process	⑮岩下窦沟	Groove for inferior petrosal sinus
⑥鼓板	Tympanic plate	⑯岩上窦沟	Groove for superior petrosal sinus
⑦茎突	Styloid process	⑰乙状窦沟	Groove for sigmoid sinus
⑧关节后结节	Posterior articular tubercle	⑱顶切迹	Parietal notch
⑨关节结节	Articular tubercle	⑲岩部	Petrous part
⑩颧突	Zygomatic process		

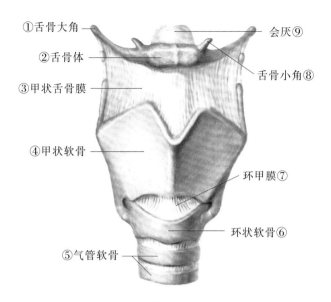

①舌骨大角
②舌骨体
③甲状舌骨膜
④甲状软骨
⑤气管软骨
会厌⑨
舌骨小角⑧
环甲膜⑦
环状软骨⑥

图 127　颈部软骨前面观

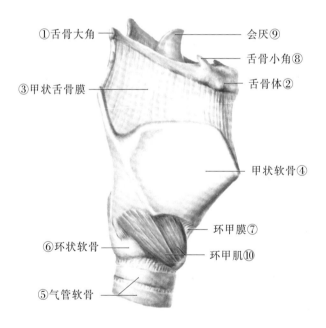

①舌骨大角
③甲状舌骨膜
⑥环状软骨
⑤气管软骨
会厌⑨
舌骨小角⑧
舌骨体②
甲状软骨④
环甲膜⑦
环甲肌⑩

图 128　颈部软骨外侧面观

①舌骨大角	Greater horn of hyoid bone	⑥环状软骨	Cricoid cartilage
②舌骨体	Body of hyoid bone	⑦环甲膜	Cricothyroid membrane
③甲状舌骨膜	Thyrohyoid membrane	⑧舌骨小角	Lesser horn of hyoid bone
④甲状软骨	Thyroid cartilage	⑨会厌	Epiglottis
⑤气管软骨	Tracheal cartilages	⑩环甲肌	Cricothyroid muscle

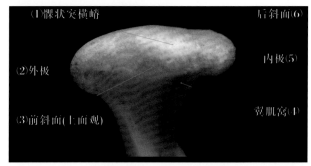

（1）髁状突横嵴　　　　　　后斜面（6）
（2）外极　　　　　　　　　　内极（5）
（3）前斜面（上面观）　　　　翼肌窝（4）

图 129　髁状突（标本）

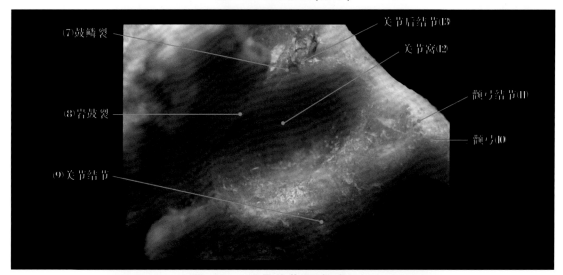

（7）鼓鳞裂　　　　　　　　　　　关节后结节（13）
　　　　　　　　　　　　　　　　　关节窝（12）
（8）岩鼓裂　　　　　　　　　　　颧弓结节（11）
　　　　　　　　　　　　　　　　　颧弓（10）
（9）关节结节

图 130　颞骨关节面（标本）

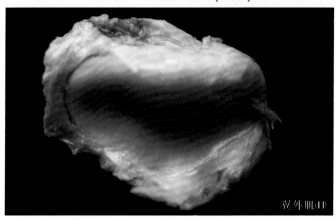

翼外肌（14）

图 131　关节盘上表面（标本）

①髁状突横嵴	Transverse ridge of condylar process	⑧岩鼓裂	Petrotympanic fissure
②外极	External pole	⑨关节结节	Articular tubercle
③前斜面	Anterior oblique surface	⑩颧弓	Zygomatic arch
④翼肌窝	Pterygoid fossa of condyle	⑪颧弓结节	Zygomatic tubercle
⑤内极	Internal pole	⑫关节窝	Glenoid fossa
⑥后斜面	Posterior oblique surface	⑬关节后结节	Posterior articular tubercle
⑦鼓鳞裂	Squamotympanic fissure	⑭翼外肌	Lateral pterygoid muscle

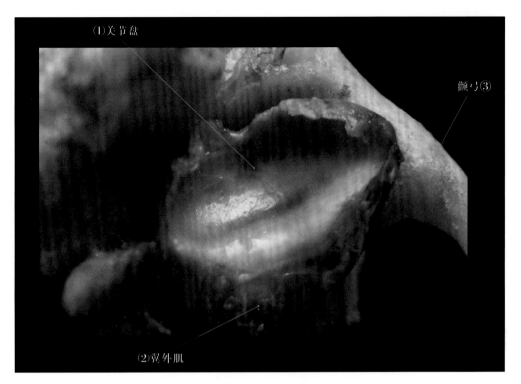

(1)关节盘

颧弓③

(2)翼外肌

图 132 关节盘下表面(标本)

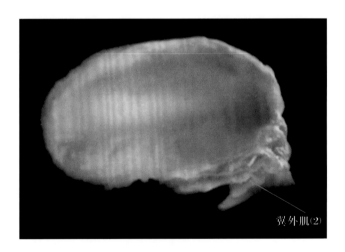

翼外肌(2)

图 133 关节盘外形(标本)

①关节盘 Articular disc
②翼外肌 Lateral pterygoid muscle
③颧弓 Zygomatic arch

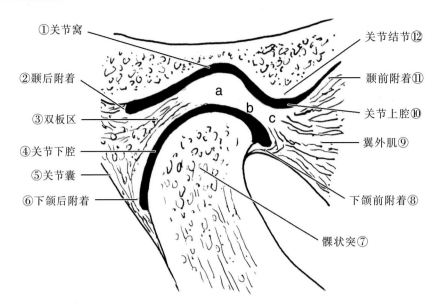

①关节窝
②颞后附着
③双板区
④关节下腔
⑤关节囊
⑥下颌后附着

关节结节⑫
颞前附着⑪
关节上腔⑩
翼外肌⑨
下颌前附着⑧
髁状突⑦

图 134　颞下颌关节矢状剖面示意图

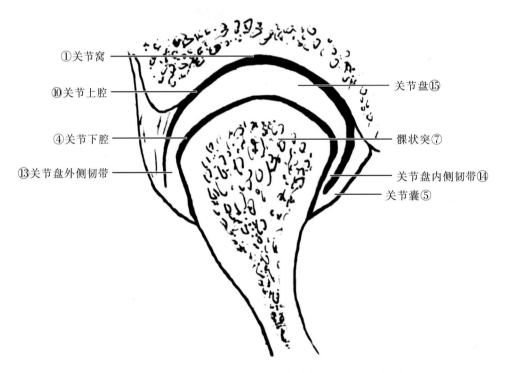

①关节窝
⑩关节上腔
④关节下腔
⑬关节盘外侧韧带

关节盘⑮
髁状突⑦
关节盘内侧韧带⑭
关节囊⑤

图 135　颞下颌关节冠状剖面示意图

①关节窝	Glenoid fossa	⑩关节上腔	Superior joint cavity
②颞后附着	Posterior temporal attachment	⑪颞前附着	Anterior temporal attachment
③双板区	Bilaminar zone	⑫关节结节	Articular tubercle
④关节下腔	Inferior joint cavity	⑬关节盘外侧韧带	Lateral discal ligament
⑤关节囊	Articular capsule	⑭关节盘内侧韧带	Medial discal ligament
⑥下颌后附着	Posterior mandibular attachment	⑮关节盘	Articular disc
⑦髁状突	Condylar process	a:后带	Posterior band
⑧下颌前附着	Anterior mandibular attachment	b:中带	Intermediate zone
⑨翼外肌	Lateral pterygoid muscle	c:前带	Anterior band

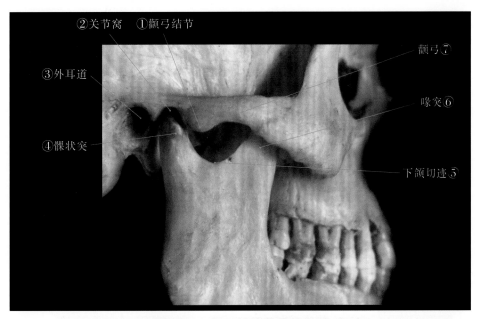

图 136　颞下颌关节骨性结构(标本)

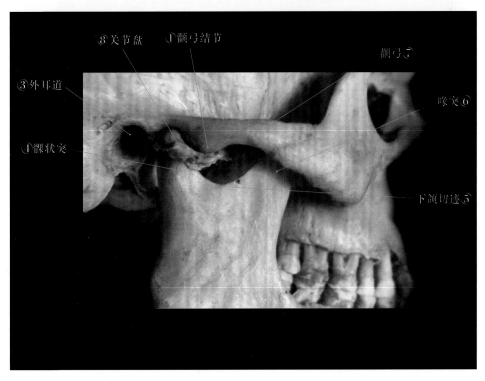

图 137　颞下颌关节结构关系(标本)

①颧弓结节	Zygomatic tubercle	⑤下颌切迹	Mandibular notch
②关节窝	Glenoid fossa	⑥喙突	Coronoid process
③外耳道	External acoustic meatus	⑦颧弓	Zygomatic arch
④髁状突	Condylar process	⑧关节盘	Articular disc

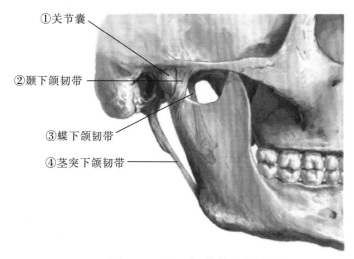

①关节囊
②颞下颌韧带
③蝶下颌韧带
④茎突下颌韧带

图 138　颞下颌关节外侧面观(1)

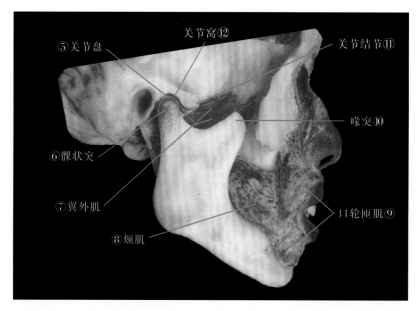

关节窝⑫
⑤关节盘
关节结节⑪
喙突⑩
⑥髁状突
⑦翼外肌
口轮匝肌⑨
⑧颊肌

图 139　颞下颌关节外侧面观(2)(标本)

①关节囊	Joint capsule	⑦翼外肌	Lateral pterygoid muscle
②颞下颌韧带	Temporomandibular ligament	⑧颊肌	Buccinator muscle
③蝶下颌韧带	Sphenomandibular ligament	⑨口轮匝肌	Orbicularis oris
④茎突下颌韧带	Stylomandibular ligament	⑩喙突	Coronoid process
⑤关节盘	Articular disc	⑪关节结节	Articular tubercle
⑥髁状突	Condylar process	⑫关节窝	Glenoid fossa

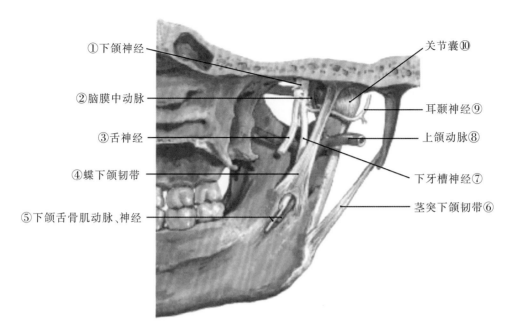

①下颌神经
②脑膜中动脉
③舌神经
④蝶下颌韧带
⑤下颌舌骨肌动脉、神经

关节囊⑩
耳颞神经⑨
上颌动脉⑧
下牙槽神经⑦
茎突下颌韧带⑥

图 140　关节韧带内侧面观(1)

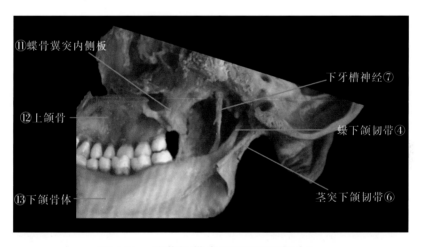

⑪蝶骨翼突内侧板
⑫上颌骨
⑬下颌骨体

下牙槽神经⑦
蝶下颌韧带④
茎突下颌韧带⑥

图 141　关节韧带内侧面观(2)(标本)

①下颌神经	Mandibular nerve	⑧上颌动脉	Maxillary artery
②脑膜中动脉	Middle meningeal artery	⑨耳颞神经	Auriculotemporal nerve
③舌神经	Lingual nerve	⑩关节囊	Joint capsule
④蝶下颌韧带	Sphenomandibular ligament	⑪蝶骨翼突内侧板	Medial plate of pterygoid process of sphenoid bone
⑤下颌舌骨肌动脉、神经	Mylohyoid artery and nerve	⑫上颌骨	Maxilla
⑥茎突下颌韧带	Stylomandibular ligament	⑬下颌骨体	Body of mandible
⑦下牙槽神经	Inferior alveolar nerve		

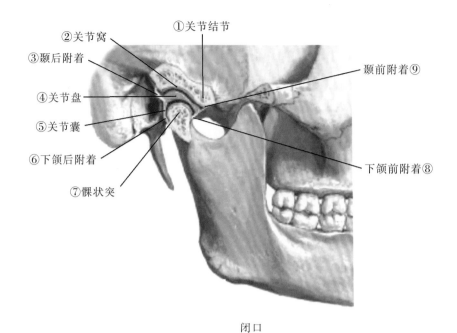

①关节结节
②关节窝
③颞后附着
④关节盘
⑤关节囊
⑥下颌后附着
⑦髁状突
颞前附着⑨
下颌前附着⑧

闭口

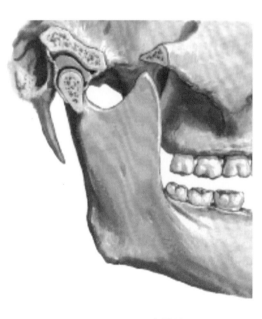

小开口

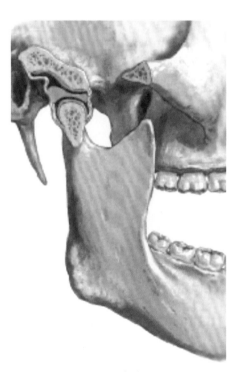

大张口

图 142　不同开闭口状态下的盘髁关系

①关节结节　Articular tubercle
②关节窝　Glenoid fossa
③颞后附着　Posterior temporal attachment
④关节盘　Articular disc
⑤关节囊　Articular capsule
⑥下颌后附着　Posterior mandibular attachment
⑦髁状突　Condylar process
⑧下颌前附着　Anterior mandibular attachment
⑨颞前附着　Anterior temporal attachment

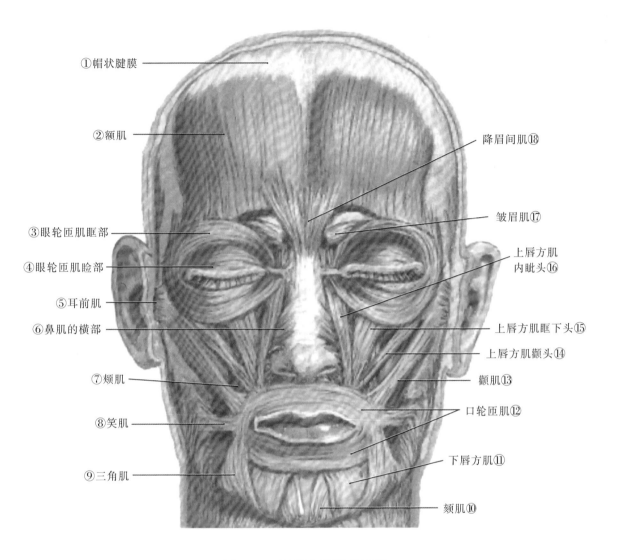

①帽状腱膜
②额肌
③眼轮匝肌眶部
④眼轮匝肌睑部
⑤耳前肌
⑥鼻肌的横部
⑦颊肌
⑧笑肌
⑨三角肌

降眉间肌⑱
皱眉肌⑰
上唇方肌内眦头⑯
上唇方肌眶下头⑮
上唇方肌颧头⑭
颧肌⑬
口轮匝肌⑫
下唇方肌⑪
颏肌⑩

图 143　面部表情肌前面观

①帽状腱膜　Galea aponeurotica
②额肌　Frontal muscle
③眼轮匝肌眶部　Orbital part of orbicularis oculi
④眼轮匝肌睑部　Palpebral part of orbicularis oculi
⑤耳前肌　Anterior auricular muscle
⑥鼻肌的横部　Transverse part of nasal muscle
⑦颊肌　Buccinator muscle
⑧笑肌　Risorius muscle
⑨三角肌　Triangular muscle
⑩颏肌　Mental muscle

⑪下唇方肌　Square muscle of lower lip
⑫口轮匝肌　Orbicularis oris
⑬颧肌　Zygomatic muscle
⑭上唇方肌颧头　Zygomatic head of square muscle of upper lip
⑮上唇方肌眶下头　Infraorbital head of square muscle of upper lip
⑯上唇方肌内眦头　Angular head of square muscle of upper lip
⑰皱眉肌　Superciliary corrugator muscle
⑱降眉间肌　Procerus muscle

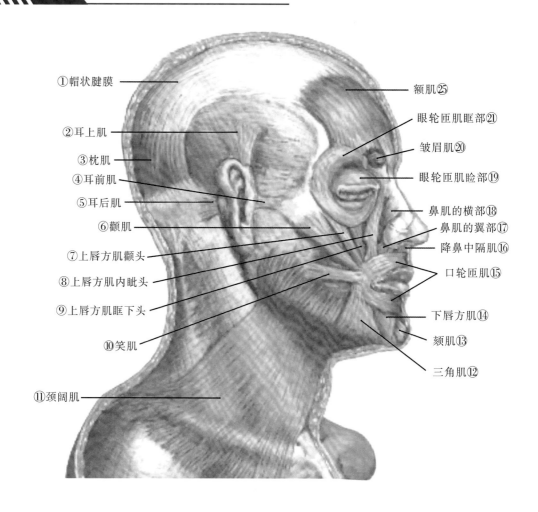

图 144　面部表情肌外侧面观

①帽状腱膜	Galea aponeurotica	⑪颈阔肌	Platysma muscle
②耳上肌	Superior auricular muscle	⑫三角肌	Triangular muscle
③枕肌	Occipital muscle	⑬颏肌	Mental muscle
④耳前肌	Anterior auricular muscle	⑭下唇方肌	Square muscle of lower lip
⑤耳后肌	Posterior auricular muscle	⑮口轮匝肌	Orbicularis oris
⑥颧肌	Zygomatic muscle	⑯降鼻中隔肌	Depressor septi nasi muscle
⑦上唇方肌颧头	Zygomatic head of square muscle of upper lip	⑰鼻肌的翼部	Alar part of nasal muscle
⑧上唇方肌内眦头	Angular head of square muscle of upper lip	⑱鼻肌的横部	Transverse part of nasal muscle
⑨上唇方肌眶下头	Infraorbital head of square muscle of upper lip	⑲眼轮匝肌睑部	Palpebral part of orbicularis oculi
⑩笑肌	Risorius muscle	⑳皱眉肌	Superciliary corrugator muscle
		㉑眼轮匝肌眶部	Orbital part of orbicularis oculi
		㉒额肌	Frontal muscle

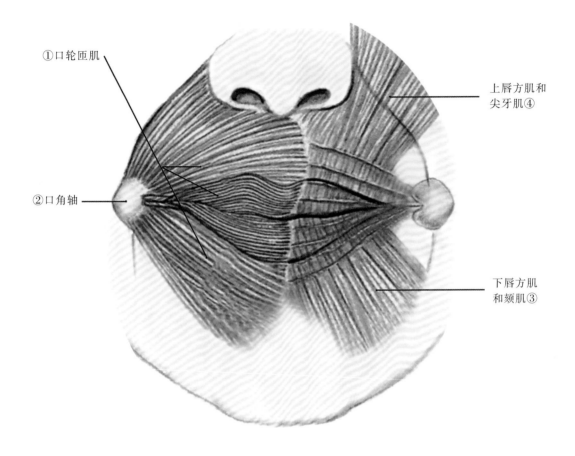

①口轮匝肌

②口角轴

上唇方肌和
尖牙肌④

下唇方肌
和颏肌③

图 145　口角轴前面观

①口轮匝肌　　　　　Orbicularis oris

②口角轴　　　　　　Modiolus

③下唇方肌和颏肌　　Square muscle of lower lip and
　　　　　　　　　　mental muscle

④上唇方肌和尖牙肌　Square muscle of upper lip and
　　　　　　　　　　canine muscle

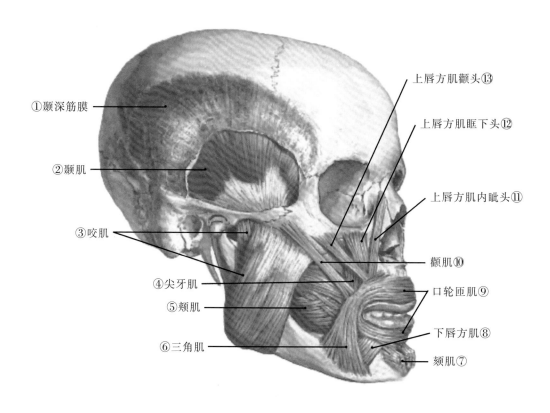

①颞深筋膜
②颞肌
③咬肌
④尖牙肌
⑤颊肌
⑥三角肌

上唇方肌颧头⑬
上唇方肌眶下头⑫
上唇方肌内眦头⑪
颧肌⑩
口轮匝肌⑨
下唇方肌⑧
颏肌⑦

图 146　面部肌肉外侧面观(1)

①颞深筋膜	Deep temporal fascia	⑨口轮匝肌	Orbicularis oris
②颞肌	Temporal muscle	⑩颧肌	Zygomatic muscle
③咬肌	Masseter muscle	⑪上唇方肌内眦头	Angular head of square muscle of upper lip
④尖牙肌	Canine muscle	⑫上唇方肌眶下头	Infraorbital head of square muscle of upper lip
⑤颊肌	Buccinator muscle	⑬上唇方肌颧头	Zygomatic head of square muscle of upper lip
⑥三角肌	Triangular muscle		
⑦颏肌	Mental muscle		
⑧下唇方肌	Square muscle of lower lip		

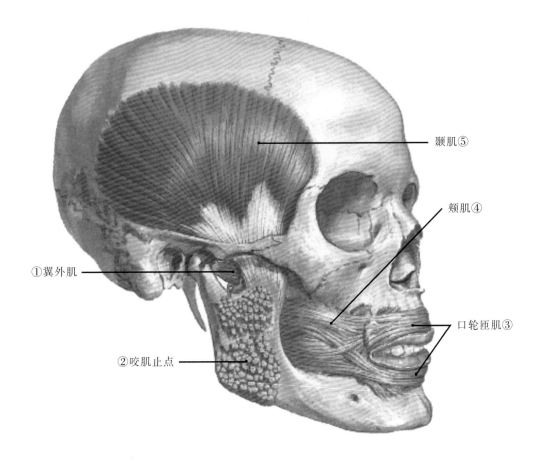

颞肌⑤

颊肌④

①翼外肌

口轮匝肌③

②咬肌止点

图 147 面部肌肉外侧面观(2)

①翼外肌 Lateral pterygoid muscle ④颊肌 Buccinator muscle
②咬肌止点 End of masseter muscle ⑤颞肌 Temporal muscle
③口轮匝肌 Orbicularis oris

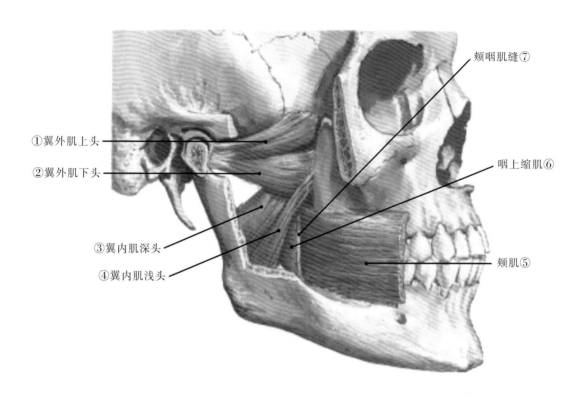

①翼外肌上头

②翼外肌下头

③翼内肌深头

④翼内肌浅头

颊咽肌缝⑦

咽上缩肌⑥

颊肌⑤

图 148 面深部肌肉外侧面观

①翼外肌上头 Superior head of lateral pterygoid muscle

②翼外肌下头 Inferior head of lateral pterygoid muscle

③翼内肌深头 Deep head of medial pterygoid muscle

④翼内肌浅头 Superficial head of medial pterygoid muscle

⑤颊肌 Buccinator muscle

⑥咽上缩肌 Superior pharyngeal constrictor muscle

⑦颊咽肌缝 Buccopharyngeal raphe

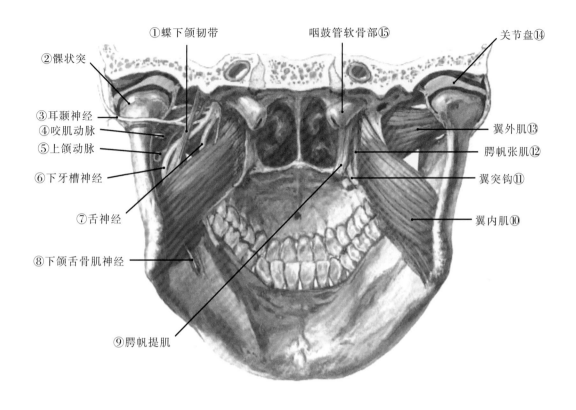

①蝶下颌韧带　咽鼓管软骨部⑮　关节盘⑭
②髁状突
③耳颞神经
④咬肌动脉
⑤上颌动脉
⑥下牙槽神经
⑦舌神经
⑧下颌舌骨肌神经
⑨腭帆提肌
翼外肌⑬
腭帆张肌⑫
翼突钩⑪
翼内肌⑩

图 149　翼内、外肌后面观

①蝶下颌韧带	Sphenomandibular ligament	⑨腭帆提肌	Levator muscle of palatine velum
②髁状突	Condylar process	⑩翼内肌	Medial pterygoid muscle
③耳颞神经	Auriculotemporal nerve	⑪翼突钩	Pterygoid hamulus
④咬肌动脉	Masseteric artery	⑫腭帆张肌	Tensor muscle of palatine velum
⑤上颌动脉	Maxillary artery	⑬翼外肌	Lateral pterygoid muscle
⑥下牙槽神经	Inferior alveolar nerve	⑭关节盘	Articular disc
⑦舌神经	Lingual nerve	⑮咽鼓管软骨部	Cartilaginous part of auditory tube
⑧下颌舌骨肌神经	Mylohyoid nerve		

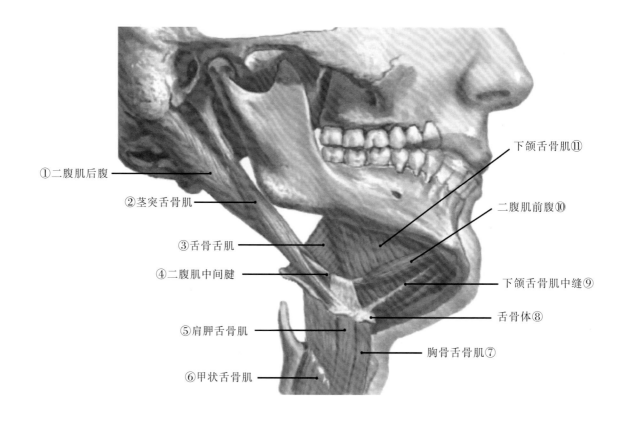

①二腹肌后腹
②茎突舌骨肌
③舌骨舌肌
④二腹肌中间腱
⑤肩胛舌骨肌
⑥甲状舌骨肌

下颌舌骨肌⑪
二腹肌前腹⑩
下颌舌骨肌中缝⑨
舌骨体⑧
胸骨舌骨肌⑦

图 150　舌骨上、下肌群外下面观

①二腹肌后腹　　Posterior belly of digastric muscle
②茎突舌骨肌　　Stylohyoid muscle
③舌骨舌肌　　Hyoglossus muscle
④二腹肌中间腱　Intermediate digastric tendon
⑤肩胛舌骨肌　　Omohyoid muscle
⑥甲状舌骨肌　　Thyrohyoid muscle

⑦胸骨舌骨肌　　Sternohyoid muscle
⑧舌骨体　　Body of hyoid bone
⑨下颌舌骨肌中缝　Middle raphe of mylohyoid muscle
⑩二腹肌前腹　　Anterior belly of digastric muscle
⑪下颌舌骨肌　　Mylohyoid muscle

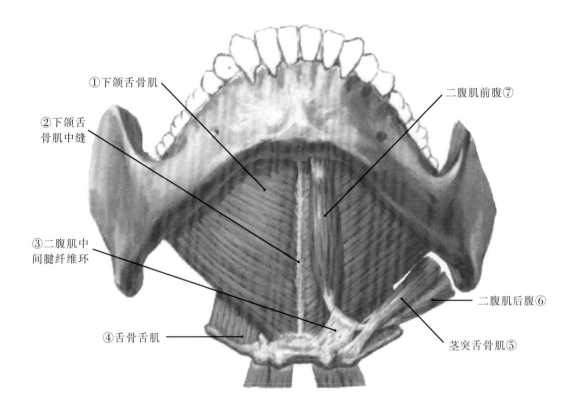

①下颌舌骨肌

②下颌舌骨肌中缝

③二腹肌中间腱纤维环

④舌骨舌肌

二腹肌前腹⑦

二腹肌后腹⑥

茎突舌骨肌⑤

图 151 舌骨上肌群前下面观

①下颌舌骨肌	Mylohyoid muscle	④舌骨舌肌	Hyoglossus muscle
②下颌舌骨肌中缝	Middle raphe of mylohyoid muscle	⑤茎突舌骨肌	Stylohyoid muscle
③二腹肌中间腱纤维环	Fibrous loop for intermediate digastric tendon	⑥二腹肌后腹	Posterior belly of digastric muscle
		⑦二腹肌前腹	Anterior belly of digastric muscle

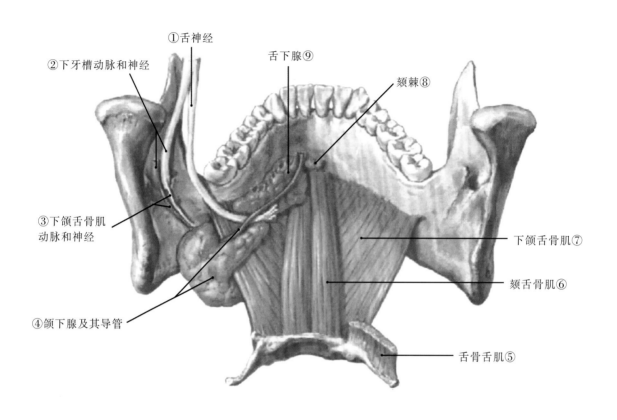

①舌神经

②下牙槽动脉和神经

舌下腺⑨

颏棘⑧

③下颌舌骨肌动脉和神经

下颌舌骨肌⑦

颏舌骨肌⑥

④颌下腺及其导管

舌骨舌肌⑤

图 152　口底肌肉及其毗邻后上面观

①舌神经	Lingual nerve	⑤舌骨舌肌	Hyoglossus muscle
②下牙槽动脉和神经	Inferior alveolar artery and nerve	⑥颏舌骨肌	Geniohyoid muscle
③下颌舌骨肌动脉和神经	Mylohyoid artery and nerve	⑦下颌舌骨肌	Mylohyoid muscle
④颌下腺及其导管	Submandibular gland and its duct	⑧颏棘	Mental spines
		⑨舌下腺	Sublingual gland

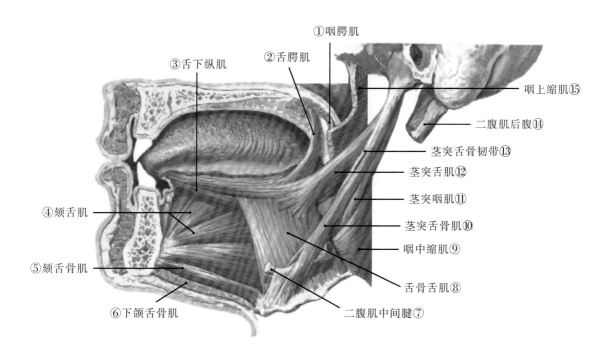

图 153　舌外肌群矢状切面观

①咽腭肌　Palatopharyngeal muscle
②舌腭肌　Palatoglossus muscle
③舌下纵肌　Inferior longitudinal muscle of tongue
④颏舌肌　Genioglossus muscle
⑤颏舌骨肌　Geniohyoid muscle
⑥下颌舌骨肌　Mylohyoid muscle
⑦二腹肌中间腱　Intermediate digastric tendon
⑧舌骨舌肌　Hyoglossus muscle

⑨咽中缩肌　Middle pharyngeal constrictor muscle
⑩茎突舌骨肌　Stylohyoid muscle
⑪茎突咽肌　Stylopharyngeal muscle
⑫茎突舌肌　Styloglossus muscle
⑬茎突舌骨韧带　Stylohyoid ligament
⑭二腹肌后腹　Posterior belly of digastric muscle
⑮咽上缩肌　Superior pharyngeal constrictor muscle

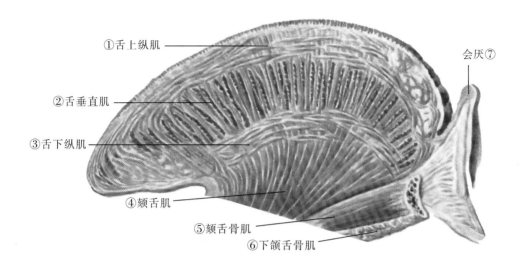

①舌上纵肌
②舌垂直肌
③舌下纵肌
④颏舌肌
⑤颏舌骨肌
⑥下颌舌骨肌
会厌⑦

图 154　舌内肌矢状切面观

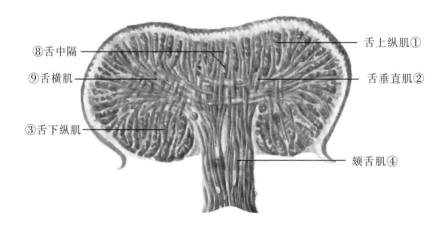

⑧舌中隔
⑨舌横肌
③舌下纵肌
舌上纵肌①
舌垂直肌②
颏舌肌④

图 155　舌内肌冠状切面观

①舌上纵肌	Superior longitudinal muscle of tongue	⑥下颌舌骨肌	Mylohyoid muscle
②舌垂直肌	Vertical muscles of tongue	⑦会厌	Epiglottis
③舌下纵肌	Inferior longitudinal muscle of tongue	⑧舌中隔	Middle septum of tongue
④颏舌肌	Genioglossus muscle	⑨舌横肌	Transverse muscles of tongue
⑤颏舌骨肌	Geniohyoid muscle		

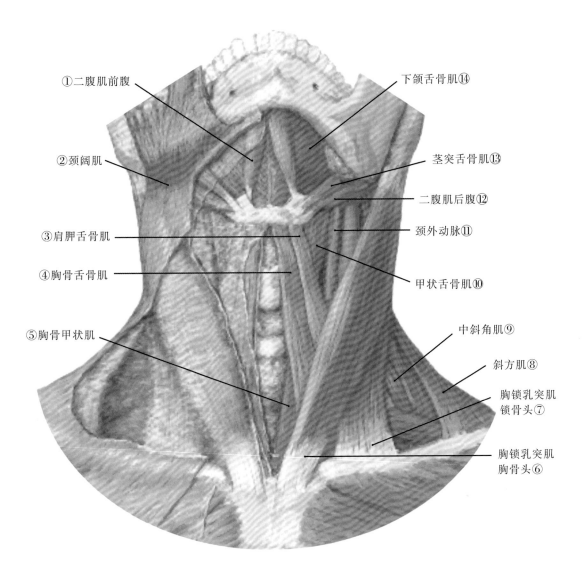

①二腹肌前腹　　　　　　　　　　　　　下颌舌骨肌⑭

②颈阔肌　　　　　　　　　　　　　　　茎突舌骨肌⑬

　　　　　　　　　　　　　　　　　　　二腹肌后腹⑫

③肩胛舌骨肌　　　　　　　　　　　　　颈外动脉⑪

④胸骨舌骨肌　　　　　　　　　　　　　甲状舌骨肌⑩

　　　　　　　　　　　　　　　　　　　中斜角肌⑨

⑤胸骨甲状肌　　　　　　　　　　　　　斜方肌⑧

　　　　　　　　　　　　　　　　　　　胸锁乳突肌
　　　　　　　　　　　　　　　　　　　锁骨头⑦

　　　　　　　　　　　　　　　　　　　胸锁乳突肌
　　　　　　　　　　　　　　　　　　　胸骨头⑥

图 156　颈部肌肉前面观

①二腹肌前腹	Anterior belly of digastric muscle	⑧斜方肌	Trapezius muscle
②颈阔肌	Platysma muscle	⑨中斜角肌	Middle scalene muscle
③肩胛舌骨肌	Omohyoid muscle	⑩甲状舌骨肌	Thyrohyoid muscle
④胸骨舌骨肌	Sternohyoid muscle	⑪颈外动脉	External carotid artery
⑤胸骨甲状肌	Sternothyroid muscle	⑫二腹肌后腹	Posterior belly of digastric muscle
⑥胸锁乳突肌胸骨头	Sternal head of sternocleidomas-toid muscle	⑬茎突舌骨肌	Stylohyoid muscle
⑦胸锁乳突肌锁骨头	Clavicular head of sternocleido-mastoid muscle	⑭下颌舌骨肌	Mylohyoid muscle

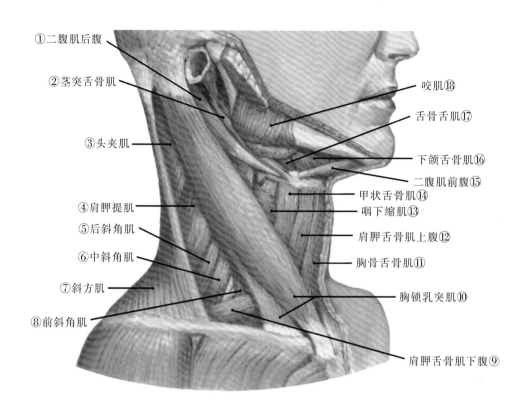

①二腹肌后腹
②茎突舌骨肌
③头夹肌
④肩胛提肌
⑤后斜角肌
⑥中斜角肌
⑦斜方肌
⑧前斜角肌

咬肌⑱
舌骨舌肌⑰
下颌舌骨肌⑯
二腹肌前腹⑮
甲状舌骨肌⑭
咽下缩肌⑬
肩胛舌骨肌上腹⑫
胸骨舌骨肌⑪
胸锁乳突肌⑩
肩胛舌骨肌下腹⑨

图 157　颈部肌肉外侧面观

①二腹肌后腹	Posterior belly of digastric muscle	⑩胸锁乳突肌	Sternocleidomastoid muscle
②茎突舌骨肌	Stylohyoid muscle	⑪胸骨舌骨肌	Sternohyoid muscle
③头夹肌	Splenius muscle of head	⑫肩胛舌骨肌上腹	Superior belly of omohyoid muscle
④肩胛提肌	Levator muscle of scapula	⑬咽下缩肌	Inferior pharyngeal constrictor muscle
⑤后斜角肌	Posterior scalene muscle	⑭甲状舌骨肌	Thyrohyoid muscle
⑥中斜角肌	Middle scalene muscle	⑮二腹肌前腹	Anterior belly of digastric muscle
⑦斜方肌	Trapezius muscle	⑯下颌舌骨肌	Mylohyoid muscle
⑧前斜角肌	Anterior scalene muscle	⑰舌骨舌肌	Hyoglossus muscle
⑨肩胛舌骨肌下腹	Inferior belly of omohyoid muscle	⑱咬肌	Masseter muscle

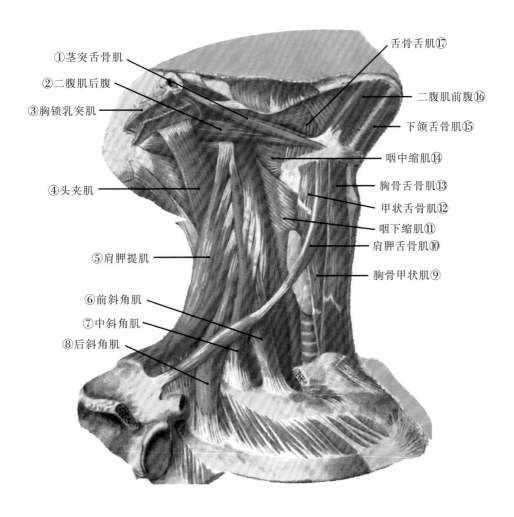

①茎突舌骨肌
②二腹肌后腹
③胸锁乳突肌
④头夹肌
⑤肩胛提肌
⑥前斜角肌
⑦中斜角肌
⑧后斜角肌

舌骨舌肌⑰
二腹肌前腹⑯
下颌舌骨肌⑮
咽中缩肌⑭
胸骨舌骨肌⑬
甲状舌骨肌⑫
咽下缩肌⑪
肩胛舌骨肌⑩
胸骨甲状肌⑨

图 158　颈深部肌肉外侧面观

①茎突舌骨肌　Stylohyoid muscle
②二腹肌后腹　Posterior belly of digastric muscle
③胸锁乳突肌　Sternocleidomastoid muscle
④头夹肌　Splenius muscle of head
⑤肩胛提肌　Levator muscle of scapula
⑥前斜角肌　Anterior scalene muscle
⑦中斜角肌　Middle scalene muscle
⑧后斜角肌　Posterior scalene muscle
⑨胸骨甲状肌　Sternothyroid muscle

⑩肩胛舌骨肌　Omohyoid muscle
⑪咽下缩肌　Inferior pharyngeal constrictor muscle
⑫甲状舌骨肌　Thyrohyoid muscle
⑬胸骨舌骨肌　Sternohyoid muscle
⑭咽中缩肌　Middle pharyngeal constrictor muscle
⑮下颌舌骨肌　Mylohyoid muscle
⑯二腹肌前腹　Anterior belly of digastric muscle
⑰舌骨舌肌　Hyoglossus muscle

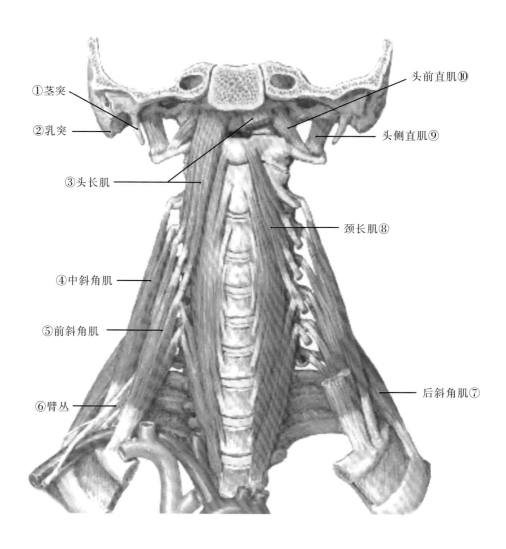

图 159　斜角肌和椎前肌前面观

①茎突　　Styloid process
②乳突　　Mastoid process
③头长肌　Long muscle of head
④中斜角肌　Middle scalene muscle
⑤前斜角肌　Anterior scalene muscle

⑥臂丛　　Brachial plexus
⑦后斜角肌　Posterior scalene muscle
⑧颈长肌　Long muscle of neck
⑨头侧直肌　Rectus capitis lateralis muscle
⑩头前直肌　Rectus capitis anterior muscle

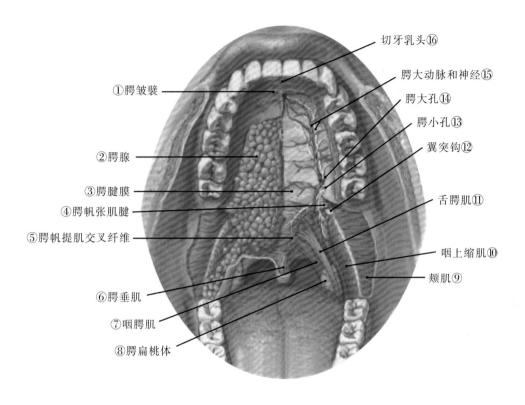

①腭皱襞
②腭腺
③腭腱膜
④腭帆张肌腱
⑤腭帆提肌交叉纤维
⑥腭垂肌
⑦咽腭肌
⑧腭扁桃体

切牙乳头⑯
腭大动脉和神经⑮
腭大孔⑭
腭小孔⑬
翼突钩⑫
舌腭肌⑪
咽上缩肌⑩
颊肌⑨

图 160　腭咽部肌肉前面观

①腭皱襞	Palatine folds	⑧腭扁桃体	Palatine tonsil
②腭腺	Palatine glands	⑨颊肌	Buccinator muscle
③腭腱膜	Palatine aponeurosis	⑩咽上缩肌	Superior pharyngeal constrictor muscle
④腭帆张肌腱	Tendon of tensor muscle of palatine velum	⑪舌腭肌	Palatoglossus muscle
		⑫翼突钩	Pterygoid hamulus
⑤腭帆提肌交叉纤维	Interdigitating fibers of levator muscle of palatine velum	⑬腭小孔	Lesser palatine foramen
		⑭腭大孔	Greater palatine foramen
⑥腭垂肌	Uvular muscle	⑮腭大动脉和神经	Greater palatine artery and nerve
⑦咽腭肌	Palatopharyngeal muscle	⑯切牙乳头	Incisive papilla

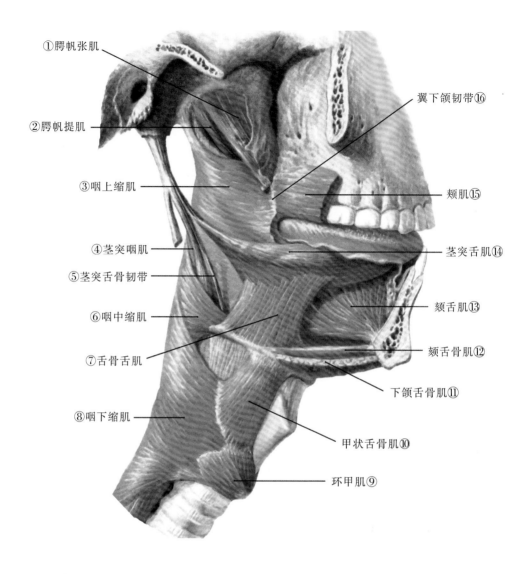

①腭帆张肌
②腭帆提肌
③咽上缩肌
④茎突咽肌
⑤茎突舌骨韧带
⑥咽中缩肌
⑦舌骨舌肌
⑧咽下缩肌

翼下颌韧带⑯
颊肌⑮
茎突舌肌⑭
颏舌肌⑬
颏舌骨肌⑫
下颌舌骨肌⑪
甲状舌骨肌⑩
环甲肌⑨

图 161　腭咽部肌肉外侧面观

①腭帆张肌	Tensor muscle of palatine velum	⑨环甲肌	Cricothyroid muscle
②腭帆提肌	Levator muscle of palatine velum	⑩甲状舌骨肌	Thyrohyoid muscle
③咽上缩肌	Superior pharyngeal constrictor muscle	⑪下颌舌骨肌	Mylohyoid muscle
④茎突咽肌	Stylopharyngeal muscle	⑫颏舌骨肌	Geniohyoid muscle
⑤茎突舌骨韧带	Stylohyoid ligament	⑬颏舌肌	Genioglossus muscle
⑥咽中缩肌	Middle pharyngeal constrictor muscle	⑭茎突舌肌	Styloglossus muscle
⑦舌骨舌肌	Hyoglossus muscle	⑮颊肌	Buccinator muscle
⑧咽下缩肌	Inferior pharyngeal constrictor muscle	⑯翼下颌韧带	Pterygomandibular ligament

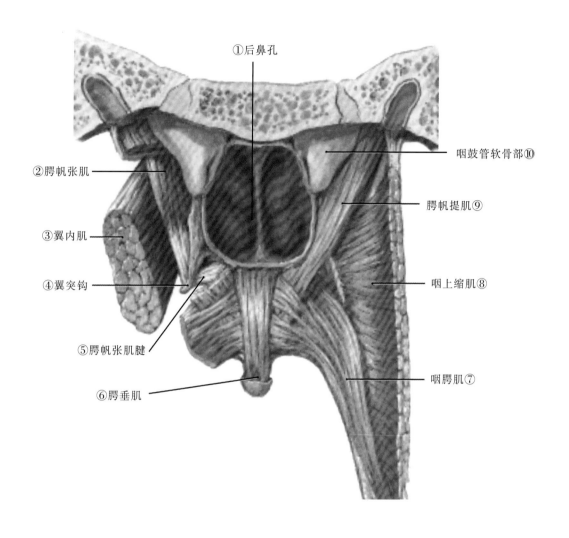

图 162　腭咽部肌肉后面观

①后鼻孔	Choana	⑥腭垂肌	Uvular muscle
②腭帆张肌	Tensor muscle of palatine velum	⑦咽腭肌	Palatopharyngeal muscle
③翼内肌	Medial pterygoid muscle	⑧咽上缩肌	Superior pharyngeal constrictor muscle
④翼突钩	Pterygoid hamulus	⑨腭帆提肌	Levator muscle of palatine velum
⑤腭帆张肌腱	Tendon of tensor muscle of palatine velum	⑩咽鼓管软骨部	Cartilaginous part of auditory tube

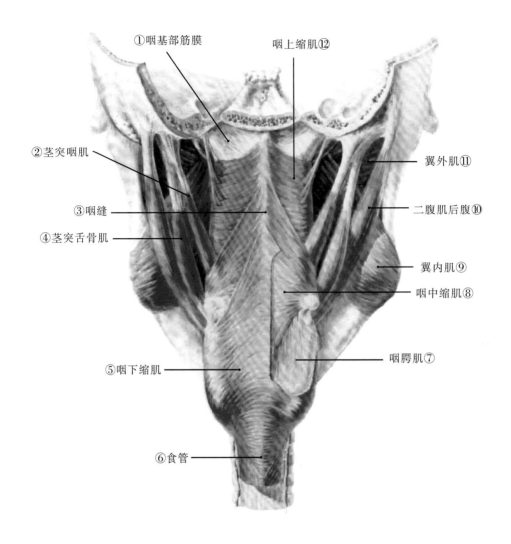

图 163　咽部肌后面观

①咽基部筋膜　Pharyngobasilar fascia
②茎突咽肌　Stylopharyngeal muscle
③咽缝　Pharyngeal raphe
④茎突舌骨肌　Stylohyoid muscle
⑤咽下缩肌　Inferior pharyngeal constrictor muscle
⑥食管　Esophagus

⑦咽腭肌　Palatopharyngeal muscle
⑧咽中缩肌　Middle pharyngeal constrictor muscle
⑨翼内肌　Medial pterygoid muscle
⑩二腹肌后腹　Posterior belly of digastric muscle
⑪翼外肌　Lateral pterygoid muscle
⑫咽上缩肌　Superior pharyngeal constrictor muscle

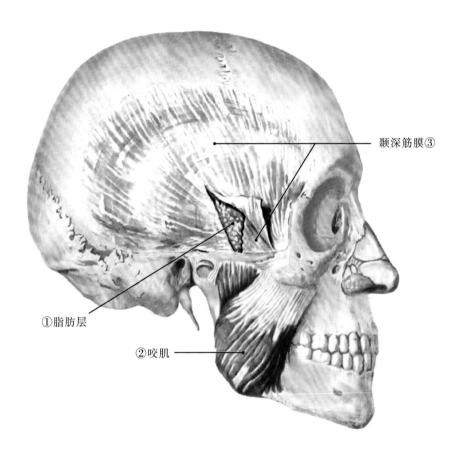

颞深筋膜③

①脂肪层

②咬肌

图 164 颞部筋膜外侧面观

①脂肪层　Fat layer　　　　　　　③颞深筋膜　Deep temporal fascia
②咬肌　　Masseter muscle

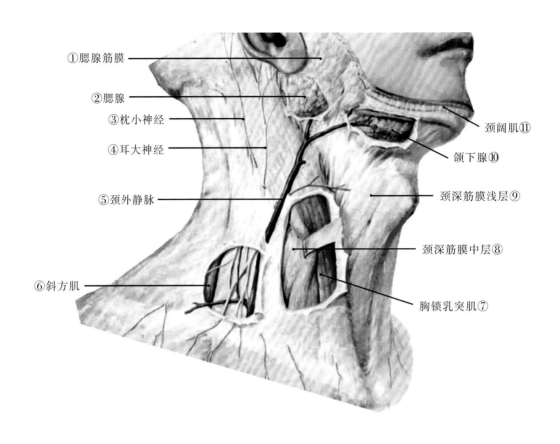

①腮腺筋膜
②腮腺
③枕小神经
④耳大神经
⑤颈外静脉
⑥斜方肌

颈阔肌⑪
颌下腺⑩
颈深筋膜浅层⑨
颈深筋膜中层⑧
胸锁乳突肌⑦

图 165　颈部筋膜外侧面观

①腮腺筋膜	Parotid fascia	⑦胸锁乳突肌	Sternocleidomastoid muscle
②腮腺	Parotid gland	⑧颈深筋膜中层	Middle layer of (deep) cervical fascia
③枕小神经	Lesser occipital nerve	⑨颈深筋膜浅层	Investing layer of (deep) cervical fascia
④耳大神经	Great auricular nerve	⑩颌下腺	Submandibular gland
⑤颈外静脉	External jugular vein	⑪颈阔肌	Platysma muscle
⑥斜方肌	Trapezius muscle		

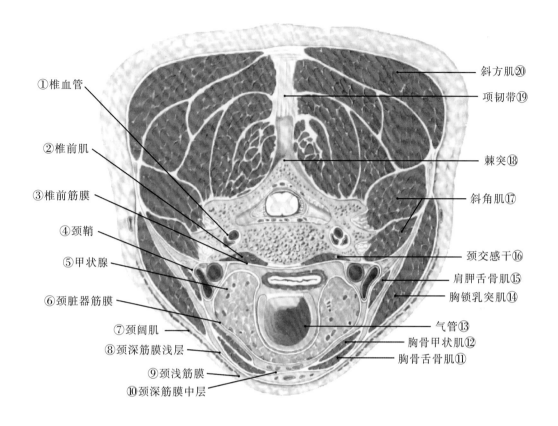

①椎血管
②椎前肌
③椎前筋膜
④颈鞘
⑤甲状腺
⑥颈脏器筋膜
⑦颈阔肌
⑧颈深筋膜浅层
⑨颈浅筋膜
⑩颈深筋膜中层

斜方肌⑳
项韧带⑲
棘突⑱
斜角肌⑰
颈交感干⑯
肩胛舌骨肌⑮
胸锁乳突肌⑭
气管⑬
胸骨甲状肌⑫
胸骨舌骨肌⑪

图 166　颈部筋膜(平第 7 颈椎水平切面)

①椎血管	Vertebral artery and vein	⑪胸骨舌骨肌	Sternohyoid muscle
②椎前肌	Prevertebral muscle	⑫胸骨甲状肌	Sternothyroid muscle
③椎前筋膜	Prevertebral fascia	⑬气管	Trachea
④颈鞘	Carotid sheath	⑭胸锁乳突肌	Sternocleidomastoid muscle
⑤甲状腺	Thyroid gland	⑮肩胛舌骨肌	Omohyoid muscle
⑥颈脏器筋膜	Proper fascia of neck	⑯颈交感干	Cervical sympathetic trunk
⑦颈阔肌	Platysma muscle	⑰斜角肌	Scalene muscle
⑧颈深筋膜浅层	Investing layer of (deep) cervical fascia	⑱棘突	Spinous process
⑨颈浅筋膜	Superficial cervical fascia	⑲项韧带	Nuchal ligment
⑩颈深筋膜中层	Middle layer of (deep) cervical fascia	⑳斜方肌	Trapezius muscle

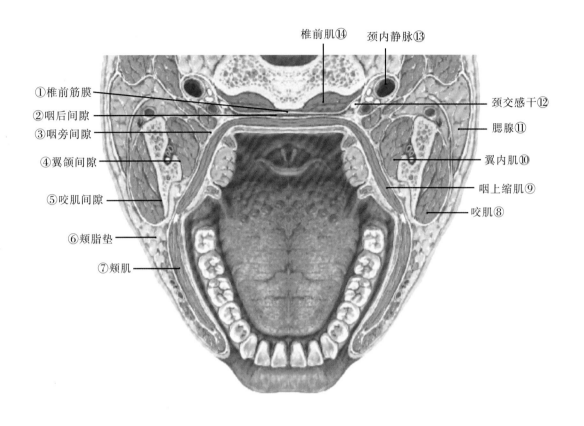

椎前肌⑭　　颈内静脉⑬

①椎前筋膜
②咽后间隙
③咽旁间隙
④翼颌间隙
⑤咬肌间隙
⑥颊脂垫
⑦颊肌

颈交感干⑫
腮腺⑪
翼内肌⑩
咽上缩肌⑨
咬肌⑧

图 167　颌周蜂窝组织间隙水平切面观

①椎前筋膜	Prevertebral fascia	⑧咬肌	Masseter muscle
②咽后间隙	Retropharyngeal space	⑨咽上缩肌	Superior pharyngeal constrictor muscle
③咽旁间隙	Parapharyngeal space	⑩翼内肌	Medial pterygoid muscle
④翼颌间隙	Pterygomandibular space	⑪腮腺	Parotid gland
⑤咬肌间隙	Masseteric space	⑫颈交感干	Cervical sympathetic trunk
⑥颊脂垫	Buccal fat pad	⑬颈内静脉	Internal jugular vein
⑦颊肌	Buccinator muscle	⑭椎前肌	Prevertebral muscle

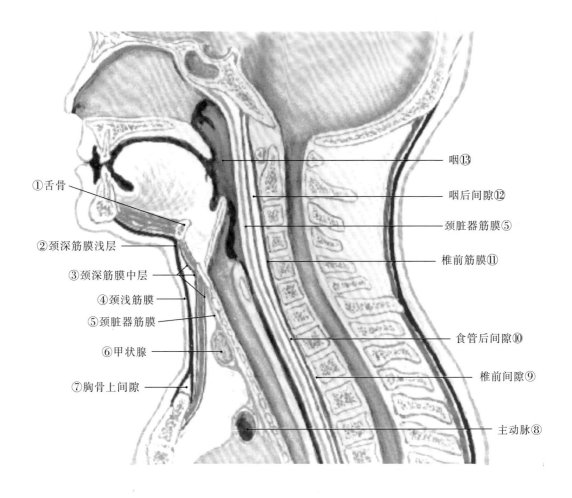

①舌骨
②颈深筋膜浅层
③颈深筋膜中层
④颈浅筋膜
⑤颈脏器筋膜
⑥甲状腺
⑦胸骨上间隙

咽⑬
咽后间隙⑫
颈脏器筋膜⑤
椎前筋膜⑪
食管后间隙⑩
椎前间隙⑨
主动脉⑧

图 168　颈筋膜及颈筋膜间隙正中矢状切面观

①舌骨	Hyoid bone	⑧主动脉	Aorta
②颈深筋膜浅层	Investing layer of (deep) cervical fascia	⑨椎前间隙	Prevertebral space
③颈深筋膜中层	Middle layer of (deep) cervical fascia	⑩食管后间隙	Retroesophageal space
④颈浅筋膜	Superficial cervical fascia	⑪椎前筋膜	Prevertebral fascia
⑤颈脏器筋膜	Proper fascia of neck	⑫咽后间隙	Retropharyngeal space
⑥甲状腺	Thyroid gland	⑬咽	Pharynx
⑦胸骨上间隙	Suprasternal space		

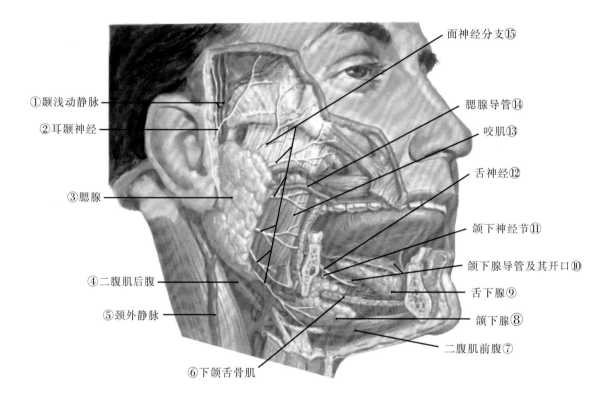

①颞浅动静脉
②耳颞神经
③腮腺
④二腹肌后腹
⑤颈外静脉
⑥下颌舌骨肌

面神经分支⑮
腮腺导管⑭
咬肌⑬
舌神经⑫
颌下神经节⑪
颌下腺导管及其开口⑩
舌下腺⑨
颌下腺⑧
二腹肌前腹⑦

图 169　三大唾液腺外侧面观

①颞浅动静脉　Superficial temporal artery and vein
②耳颞神经　Auriculotemporal nerve
③腮腺　Parotid gland
④二腹肌后腹　Posterior belly of digastric muscle
⑤颈外静脉　External jugular vein
⑥下颌舌骨肌　Mylohyoid muscle
⑦二腹肌前腹　Anterior belly of digastric muscle
⑧颌下腺　Submandibular gland

⑨舌下腺　Sublingual gland
⑩颌下腺导管及其开口
　　Submandibular duct and its opening
⑪颌下神经节　Submandibular ganglion
⑫舌神经　Lingual nerve
⑬咬肌　Masseter muscle
⑭腮腺导管　Parotid duct
⑮面神经分支　Branches of facial nerve

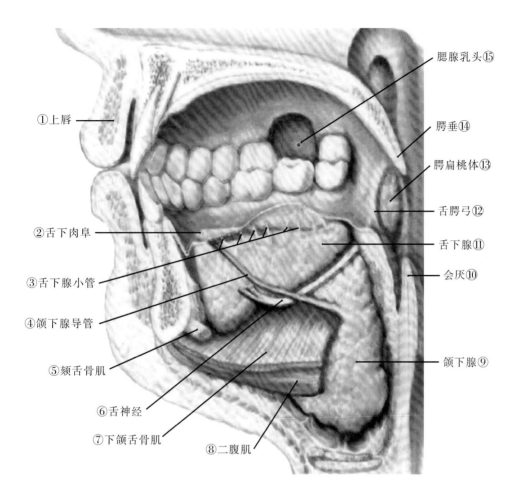

①上唇
②舌下肉阜
③舌下腺小管
④颌下腺导管
⑤颏舌骨肌
⑥舌神经
⑦下颌舌骨肌
⑧二腹肌
⑨颌下腺
⑩会厌
⑪舌下腺
⑫舌腭弓
⑬腭扁桃体
⑭腭垂
⑮腮腺乳头

图 170　颌下腺及舌下腺内侧面观

①上唇	Upper lip	⑨颌下腺	Submandibular gland
②舌下肉阜	Sublingual caruncle	⑩会厌	Epiglottis
③舌下腺小管	Small sublingual duct	⑪舌下腺	Sublingual gland
④颌下腺导管	Submandibular duct	⑫舌腭弓	Palatoglossus arch
⑤颏舌骨肌	Geniohyoid muscle	⑬腭扁桃体	Palatine tonsil
⑥舌神经	Lingual nerve	⑭腭垂	Uvula
⑦下颌舌骨肌	Mylohyoid muscle	⑮腮腺乳头	Parotid papilla
⑧二腹肌	Digastric muscle		

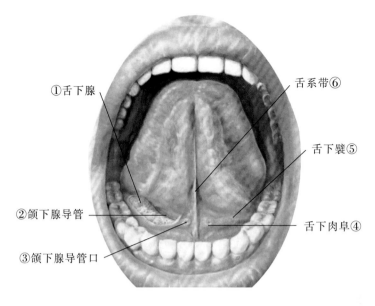

图 171　舌下腺前面观

①舌下腺	Sublingual gland	④舌下肉阜	Sublingual caruncle
②颌下腺导管	Submandibular duct	⑤舌下襞	Sublingual fold
③颌下腺导管口	The opening of submandibular duct	⑥舌系带	Frenulum of tongue

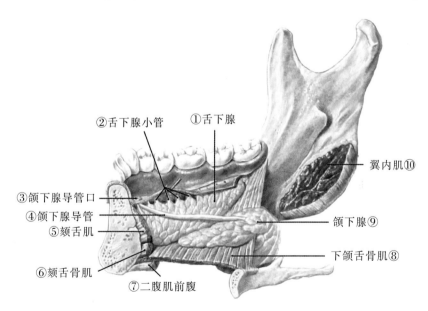

图 172　颌下腺及舌下腺内侧面观

①舌下腺	Sublingual gland	⑥颏舌骨肌	Geniohyoid muscle
②舌下腺小管	Small sublingual ducts	⑦二腹肌前腹	Anterior belly of digastric muscle
③颌下腺导管口	The opening of submandibular duct	⑧下颌舌骨肌	Mylohyoid muscle
④颌下腺导管	Submandibular duct	⑨颌下腺	Submandibular gland
⑤颏舌肌	Genioglossus muscle	⑩翼内肌	Medial pterygoid muscle

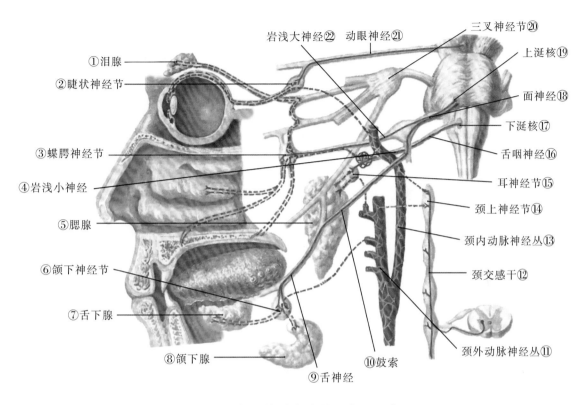

①泪腺　　　岩浅大神经㉒　动眼神经㉑　　　三叉神经节⑳
②睫状神经节　　　　　　　　　　　　　　　　上涎核⑲
　　　　　　　　　　　　　　　　　　　　　　面神经⑱
③蝶腭神经节　　　　　　　　　　　　　　　　下涎核⑰
④岩浅小神经　　　　　　　　　　　　　　　　舌咽神经⑯
⑤腮腺　　　　　　　　　　　　　　　　　　　耳神经节⑮
⑥颌下神经节　　　　　　　　　　　　　　　　颈上神经节⑭
⑦舌下腺　　　　　　　　　　　　　　　　　　颈内动脉神经丛⑬
⑧颌下腺　　　　　　　　　　　　　　　　　　颈交感干⑫
⑨舌神经　　　⑩鼓索　　　　　　　　　　　　颈外动脉神经丛⑪

图 173　颌面部腺体的自主神经支配示意图

①泪腺	Lacrimal gland	⑫颈交感干	Cervical sympathetic trunk
②睫状神经节	Ciliary ganglion	⑬颈内动脉神经丛	Internal carotid plexus
③蝶腭神经节	Sphenopalatine ganglion	⑭颈上神经节	Superior cervical ganglion
④岩浅小神经	Superficial lesser petrosal nerve	⑮耳神经节	Auricular ganglion
⑤腮腺	Parotid gland	⑯舌咽神经	Glossopharyngeal nerve
⑥颌下神经节	Submandibular ganglion	⑰下涎核	Inferior salivary nucleus
⑦舌下腺	Sublingual gland	⑱面神经	Facial nerve
⑧颌下腺	Submandibular gland	⑲上涎核	Superior salivary nucleus
⑨舌神经	Lingual nerve	⑳三叉神经节	Trigeminal ganglion
⑩鼓索	Chorda tympanic	㉑动眼神经	Oculomotor nerve
⑪颈外动脉神经丛	External carotid plexus	㉒岩浅大神经	Superficial greater petrosal nerve

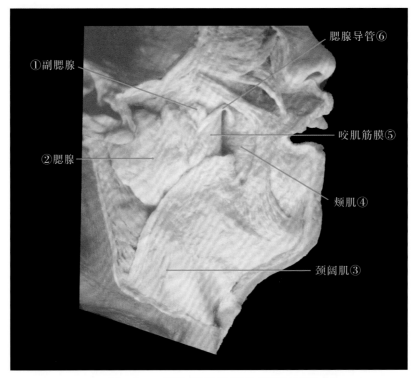

①副腮腺
②腮腺
腮腺导管⑥
咬肌筋膜⑤
颊肌④
颈阔肌③

图 174　腮腺及其导管外侧面观(标本)

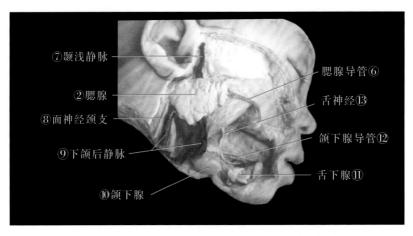

⑦颞浅静脉
②腮腺
⑧面神经颈支
⑨下颌后静脉
⑩颌下腺
腮腺导管⑥
舌神经⑬
颌下腺导管⑫
舌下腺⑪

图 175　三大唾液腺外侧面观(标本)

①副腮腺	Accessory parotid gland	⑧面神经颈支	Cervical branch of facial nerve
②腮腺	Parotid gland	⑨下颌后静脉	Posterior facial vein
③颈阔肌	Platysma muscle	⑩颌下腺	Submandibular gland
④颊肌	Buccinator muscle	⑪舌下腺	Sublingual gland
⑤咬肌筋膜	Masseteric fascia	⑫颌下腺导管	Submandibular duct
⑥腮腺导管	Parotid duct	⑬舌神经	Lingual nerve
⑦颞浅静脉	Superficial temporal vein		

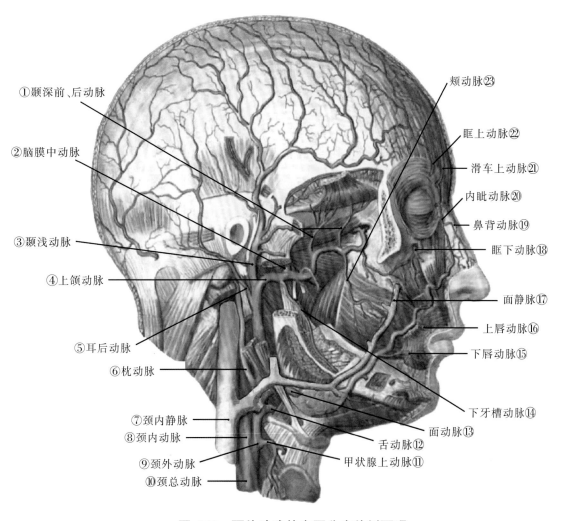

①颞深前、后动脉
②脑膜中动脉
③颞浅动脉
④上颌动脉
⑤耳后动脉
⑥枕动脉
⑦颈内静脉
⑧颈内动脉
⑨颈外动脉
⑩颈总动脉

颊动脉㉓
眶上动脉㉒
滑车上动脉㉑
内眦动脉⑳
鼻背动脉⑲
眶下动脉⑱
面静脉⑰
上唇动脉⑯
下唇动脉⑮
下牙槽动脉⑭
面动脉⑬
舌动脉⑫
甲状腺上动脉⑪

图 176　颈外动脉的主要分支外侧面观

①颞深前、后动脉	Anterior and posterior deep temporal arteries	⑫舌动脉	Lingual artery
②脑膜中动脉	Middle meningeal artery	⑬面动脉	Facial artery
③颞浅动脉	Superficial temporal artery	⑭下牙槽动脉	Inferior alveolar artery
④上颌动脉	Maxillary artery	⑮下唇动脉	Inferior labial artery
⑤耳后动脉	Posterior auricular artery	⑯上唇动脉	Superior labial artery
⑥枕动脉	Occipital artery	⑰面静脉	Facial vein
⑦颈内静脉	Internal jugular vein	⑱眶下动脉	Infraorbital artery
⑧颈内动脉	Internal carotid artery	⑲鼻背动脉	Dorsal nasal artery
⑨颈外动脉	External carotid artery	⑳内眦动脉	Angular artery
⑩颈总动脉	Common carotid artery	㉑滑车上动脉	Supratrochlear artery
⑪甲状腺上动脉	Superior thyroid artery	㉒眶上动脉	Supraorbital artery
		㉓颊动脉	Buccal artery

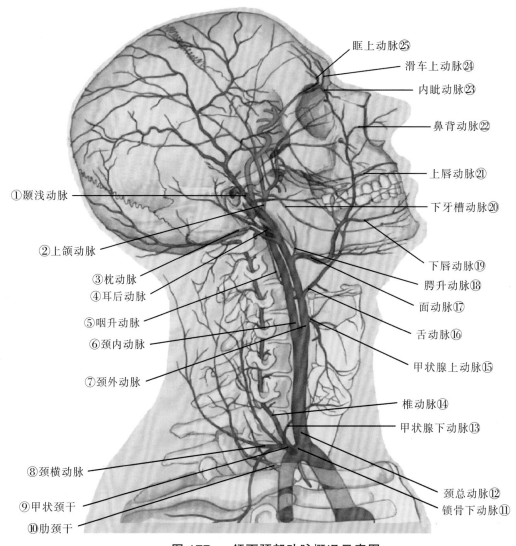

①颞浅动脉
②上颌动脉
③枕动脉
④耳后动脉
⑤咽升动脉
⑥颈内动脉
⑦颈外动脉
⑧颈横动脉
⑨甲状颈干
⑩肋颈干

眶上动脉㉕
滑车上动脉㉔
内眦动脉㉓
鼻背动脉㉒
上唇动脉㉑
下牙槽动脉⑳
下唇动脉⑲
腭升动脉⑱
面动脉⑰
舌动脉⑯
甲状腺上动脉⑮
椎动脉⑭
甲状腺下动脉⑬
颈总动脉⑫
锁骨下动脉⑪

图 177　颌面颈部动脉概况示意图

①颞浅动脉	Superficial temporal artery	⑭椎动脉	Vertebral artery
②上颌动脉	Maxillary artery	⑮甲状腺上动脉	Superior thyroid artery
③枕动脉	Occipital artery	⑯舌动脉	Lingual artery
④耳后动脉	Posterior auricular artery	⑰面动脉	Facial artery
⑤咽升动脉	Ascending pharyngeal artery	⑱腭升动脉	Ascending palatine artery
⑥颈内动脉	Internal carotid artery	⑲下唇动脉	Inferior labial artery
⑦颈外动脉	External carotid artery	⑳下牙槽动脉	Inferior alveolar artery
⑧颈横动脉	Transverse cervical artery	㉑上唇动脉	Superior labial artery
⑨甲状颈干	Thyrocervical trunk	㉒鼻背动脉	Dorsal nasal artery
⑩肋颈干	Costocervical trunk	㉓内眦动脉	Angular artery
⑪锁骨下动脉	Subclavian artery	㉔滑车上动脉	Supratrochlear artery
⑫颈总动脉	Common carotid artery	㉕眶上动脉	Supraorbital artery
⑬甲状腺下动脉	Inferior thyroid artery		

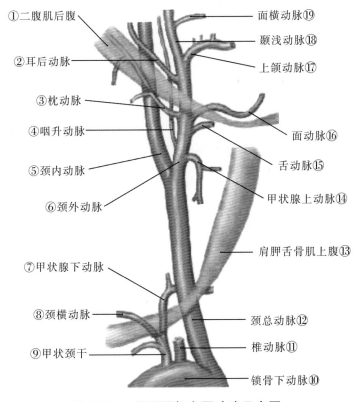

①二腹肌后腹　　　　　　　　　　　　　　　　面横动脉⑲
　　　　　　　　　　　　　　　　　　　　　　颞浅动脉⑱
②耳后动脉　　　　　　　　　　　　　　　　　上颌动脉⑰
③枕动脉
④咽升动脉　　　　　　　　　　　　　　　　　面动脉⑯
⑤颈内动脉　　　　　　　　　　　　　　　　　舌动脉⑮
　　　　　　　　　　　　　　　　　　　甲状腺上动脉⑭
⑥颈外动脉
　　　　　　　　　　　　　　　　　　肩胛舌骨肌上腹⑬
⑦甲状腺下动脉
⑧颈横动脉　　　　　　　　　　　　　　　　　颈总动脉⑫
　　　　　　　　　　　　　　　　　　　　　　椎动脉⑪
⑨甲状颈干　　　　　　　　　　　　　　　　　锁骨下动脉⑩

图 178　　颌面颈部主要动脉示意图

①二腹肌后腹	Posterior belly of digastric muscle	⑪椎动脉	Vertebral artery
②耳后动脉	Posterior auricular artery	⑫颈总动脉	Common carotid artery
③枕动脉	Occipital artery	⑬肩胛舌骨肌上腹	Superior belly of omohyoid muscle
④咽升动脉	Ascending pharyngeal artery	⑭甲状腺上动脉	Superior thyroid artery
⑤颈内动脉	Internal carotid artery	⑮舌动脉	Lingual artery
⑥颈外动脉	External carotid artery	⑯面动脉	Facial artery
⑦甲状腺下动脉	Inferior thyroid artery	⑰上颌动脉	Maxillary artery
⑧颈横动脉	Transverse cervical artery	⑱颞浅动脉	Superficial temporal artery
⑨甲状颈干	Thyrocervical trunk	⑲面横动脉	Transverse facial artery
⑩锁骨下动脉	Subclavian artery		

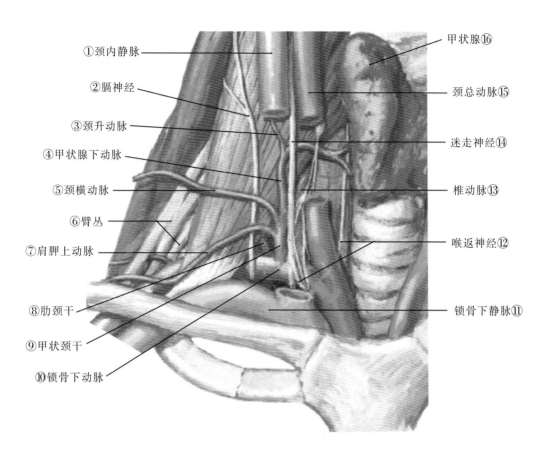

①颈内静脉
②膈神经
③颈升动脉
④甲状腺下动脉
⑤颈横动脉
⑥臂丛
⑦肩胛上动脉
⑧肋颈干
⑨甲状颈干
⑩锁骨下动脉

甲状腺⑯
颈总动脉⑮
迷走神经⑭
椎动脉⑬
喉返神经⑫
锁骨下静脉⑪

图 179　颈根部血管与神经

①颈内静脉	Internal jugular vein	⑨甲状颈干	Thyrocervical trunk
②膈神经	Phrenic nerve	⑩锁骨下动脉	Subclavian artery
③颈升动脉	Ascending cervical artery	⑪锁骨下静脉	Subclavian vein
④甲状腺下动脉	Inferior thyroid artery	⑫喉返神经	Recurrent laryngeal nerve
⑤颈横动脉	Transverse cervical artery	⑬椎动脉	Vertebral artery
⑥臂丛	Brachial plexus	⑭迷走神经	Vagus nerve
⑦肩胛上动脉	Suprascapular artery	⑮颈总动脉	Common carotid artery
⑧肋颈干	Costocervical trunk	⑯甲状腺	Thyroid gland

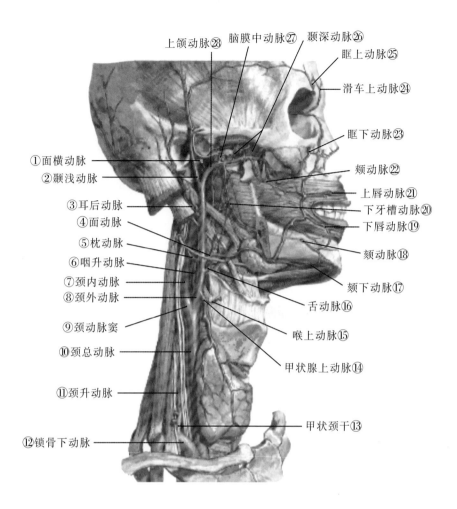

图 180 颌面颈部主要动脉分布图(1)

①面横动脉	Transverse facial artery	⑮喉上动脉	Superior laryngeal artery
②颞浅动脉	Superficial temporal artery	⑯舌动脉	Lingual artery
③耳后动脉	Posterior auricular artery	⑰颏下动脉	Submental artery
④面动脉	Facial artery	⑱颏动脉	Mental artery
⑤枕动脉	Occipital artery	⑲下唇动脉	Inferior labial artery
⑥咽升动脉	Ascending pharyngeal artery	⑳下牙槽动脉	Inferior alveolar artery
⑦颈内动脉	Internal carotid artery	㉑上唇动脉	Superior labial artery
⑧颈外动脉	External carotid artery	㉒颊动脉	Buccal artery
⑨颈动脉窦	Carotid sinus	㉓眶下动脉	Infraorbital artery
⑩颈总动脉	Common carotid artery	㉔滑车上动脉	Supratrochlear artery
⑪颈升动脉	Ascending cervical artery	㉕眶上动脉	Supraorbital artery
⑫锁骨下动脉	Subclavian artery	㉖颞深动脉	Deep temporal arteries
⑬甲状颈干	Thyrocervical trunk	㉗脑膜中动脉	Middle meningeal artery
⑭甲状腺上动脉	Superior thyroid artery	㉘上颌动脉	Maxillary artery

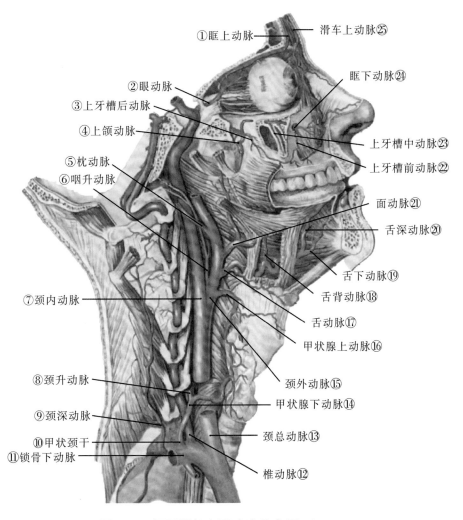

①眶上动脉 —— 滑车上动脉㉕

②眼动脉

③上牙槽后动脉

④上颌动脉

⑤枕动脉

⑥咽升动脉

眶下动脉㉔

上牙槽中动脉㉓

上牙槽前动脉㉒

面动脉㉑

舌深动脉⑳

⑦颈内动脉

舌下动脉⑲

舌背动脉⑱

舌动脉⑰

甲状腺上动脉⑯

⑧颈升动脉

颈外动脉⑮

甲状腺下动脉⑭

⑨颈深动脉

⑩甲状颈干

颈总动脉⑬

⑪锁骨下动脉

椎动脉⑫

图 181 颌面颈部主要动脉分布图(2)

①眶上动脉	Supraorbital artery	⑭甲状腺下动脉	Inferior thyroid artery
②眼动脉	Ophthalmic artery	⑮颈外动脉	External carotid artery
③上牙槽后动脉	Posterior superior alveolar artery	⑯甲状腺上动脉	Superior thyroid artery
④上颌动脉	Maxillary artery	⑰舌动脉	Lingual artery
⑤枕动脉	Occipital artery	⑱舌背动脉	Dorsal lingual artery
⑥咽升动脉	Ascending pharyngeal artery	⑲舌下动脉	Sublingual artery
⑦颈内动脉	Internal carotid artery	⑳舌深动脉	Deep lingual artery
⑧颈升动脉	Ascending cervical artery	㉑面动脉	Facial artery
⑨颈深动脉	Deep cervical artery	㉒上牙槽前动脉	Anterior superior alveolar artery
⑩甲状颈干	Thyrocervical trunk	㉓上牙槽中动脉	Middle superior alveolar artery
⑪锁骨下动脉	Subclavian artery	㉔眶下动脉	Infraorbital artery
⑫椎动脉	Vertebral artery	㉕滑车上动脉	Supratrochlear artery
⑬颈总动脉	Common carotid artery		

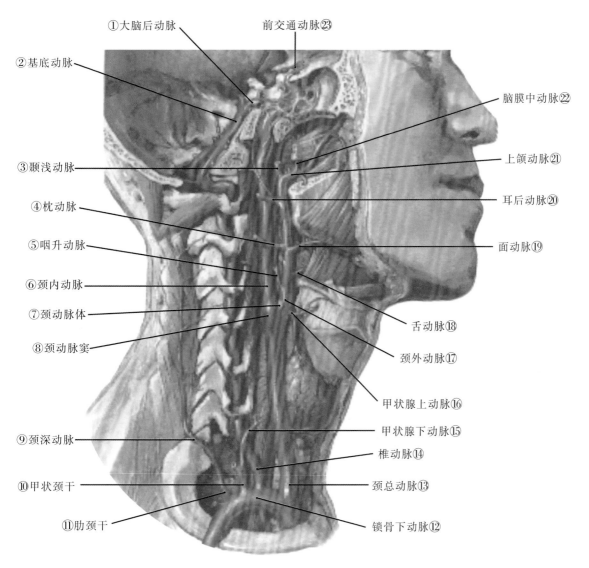

①大脑后动脉　　前交通动脉㉓

②基底动脉

脑膜中动脉㉒

③颞浅动脉

上颌动脉㉑

耳后动脉⑳

④枕动脉

⑤咽升动脉

面动脉⑲

⑥颈内动脉

⑦颈动脉体

舌动脉⑱

⑧颈动脉窦

颈外动脉⑰

甲状腺上动脉⑯

甲状腺下动脉⑮

椎动脉⑭

⑨颈深动脉

⑩甲状颈干

颈总动脉⑬

⑪肋颈干

锁骨下动脉⑫

图 182　颈总动脉及锁骨下动脉的主要分支

①大脑后动脉　Posterior cerebral artery
②基底动脉　Basilar artery
③颞浅动脉　Superficial temporal artery
④枕动脉　Occipital artery
⑤咽升动脉　Ascending pharyngeal artery
⑥颈内动脉　Internal carotid artery
⑦颈动脉体　Carotid body
⑧颈动脉窦　Carotid sinus
⑨颈深动脉　Deep cervical artery
⑩甲状颈干　Thyrocervical trunk
⑪肋颈干　Costocervical trunk
⑫锁骨下动脉　Subclavian artery

⑬颈总动脉　Common carotid artery
⑭椎动脉　Vertebral artery
⑮甲状腺下动脉　Inferior thyroid artery
⑯甲状腺上动脉　Superior thyroid artery
⑰颈外动脉　External carotid artery
⑱舌动脉　Lingual artery
⑲面动脉　Facial artery
⑳耳后动脉　Posterior auricular artery
㉑上颌动脉　Maxillary artery
㉒脑膜中动脉　Middle meningeal artery
㉓前交通动脉　Anterior communicating artery

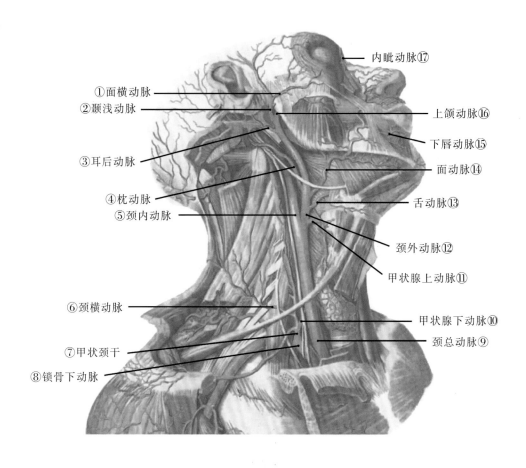

①面横动脉
②颞浅动脉
③耳后动脉
④枕动脉
⑤颈内动脉
⑥颈横动脉
⑦甲状颈干
⑧锁骨下动脉

内眦动脉⑰
上颌动脉⑯
下唇动脉⑮
面动脉⑭
舌动脉⑬
颈外动脉⑫
甲状腺上动脉⑪
甲状腺下动脉⑩
颈总动脉⑨

图 183　颈总动脉及其主要分支

①面横动脉	Transverse facial artery	⑩甲状腺下动脉	Inferior thyroid artery
②颞浅动脉	Superficial temporal artery	⑪甲状腺上动脉	Superior thyroid artery
③耳后动脉	Posterior auricular artery	⑫颈外动脉	External carotid artery
④枕动脉	Occipital artery	⑬舌动脉	Lingual artery
⑤颈内动脉	Internal carotid artery	⑭面动脉	Facial artery
⑥颈横动脉	Transverse cervical artery	⑮下唇动脉	Inferior labial artery
⑦甲状颈干	Thyrocervical trunk	⑯上颌动脉	Maxillary artery
⑧锁骨下动脉	Subclavian artery	⑰内眦动脉	Angular artery
⑨颈总动脉	Common carotid artery		

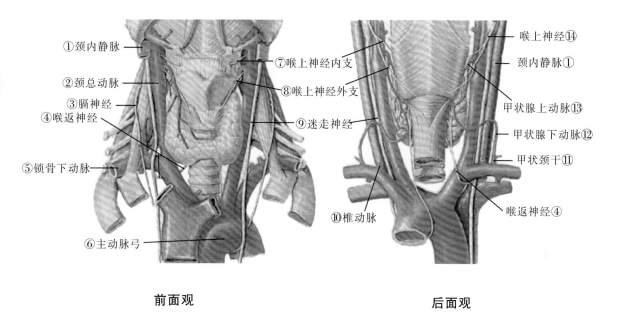

①颈内静脉
②颈总动脉
③膈神经
④喉返神经
⑤锁骨下动脉
⑥主动脉弓

⑦喉上神经内支
⑧喉上神经外支
⑨迷走神经

喉上神经⑭
颈内静脉①
甲状腺上动脉⑬
甲状腺下动脉⑫
甲状颈干⑪
喉返神经④
⑩椎动脉

前面观　　　　　　　　　　　　　后面观

图 184　迷走神经与颈部血管的关系

①颈内静脉　　Internal jugular vein

②颈总动脉　　Common carotid artery

③膈神经　　Phrenic nerve

④喉返神经　　Recurrent laryngeal nerve

⑤锁骨下动脉　　Subclavian artery

⑥主动脉弓　　Aortic arch

⑦喉上神经内支　　Internal branch of superior laryngeal nerve

⑧喉上神经外支　　External branch of superior laryngeal nerve

⑨迷走神经　　Vagus nerve

⑩椎动脉　　Vertebral artery

⑪甲状颈干　　Thyrocervical trunk

⑫甲状腺下动脉　　Inferior thyroid artery

⑬甲状腺上动脉　　Superior thyroid artery

⑭喉上神经　　Superior laryngeal nerve

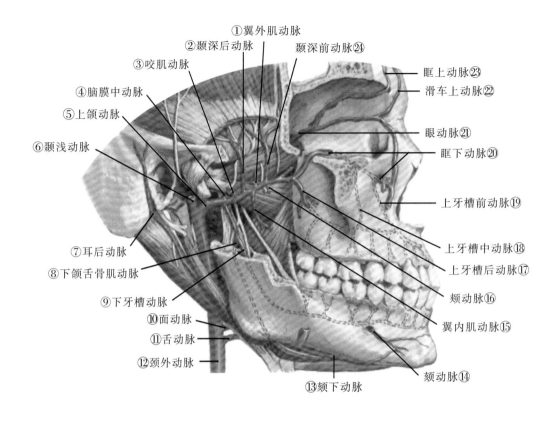

①翼外肌动脉
②颞深后动脉
③咬肌动脉
④脑膜中动脉
⑤上颌动脉
⑥颞浅动脉
⑦耳后动脉
⑧下颌舌骨肌动脉
⑨下牙槽动脉
⑩面动脉
⑪舌动脉
⑫颈外动脉
⑬颏下动脉
颞深前动脉㉔
眶上动脉㉓
滑车上动脉㉒
眼动脉㉑
眶下动脉⑳
上牙槽前动脉⑲
上牙槽中动脉⑱
上牙槽后动脉⑰
颊动脉⑯
翼内肌动脉⑮
颏动脉⑭

图 185　上颌动脉主要分支外侧面观

①翼外肌动脉	Lateral pterygoid artery	⑬颏下动脉	Submental artery
②颞深后动脉	Posterior deep temporal artery	⑭颏动脉	Mental artery
③咬肌动脉	Masseteric artery	⑮翼内肌动脉	Medial pterygoid artery
④脑膜中动脉	Middle meningeal artery	⑯颊动脉	Buccal artery
⑤上颌动脉	Maxillary artery	⑰上牙槽后动脉	Posterior superior alveolar artery
⑥颞浅动脉	Superficial temporal artery	⑱上牙槽中动脉	Middle superior alveolar artery
⑦耳后动脉	Posterior auricular artery	⑲上牙槽前动脉	Anterior superior alveolar artery
⑧下颌舌骨肌动脉	Mylohyoid artery	⑳眶下动脉	Infraorbital artery
⑨下牙槽动脉	Inferior alveolar artery	㉑眼动脉	Ophthalmic artery
⑩面动脉	Facial artery	㉒滑车上动脉	Supratrochlear artery
⑪舌动脉	Lingual artery	㉓眶上动脉	Supraorbital artery
⑫颈外动脉	External carotid artery	㉔颞深前动脉	Anterior deep temporal artery

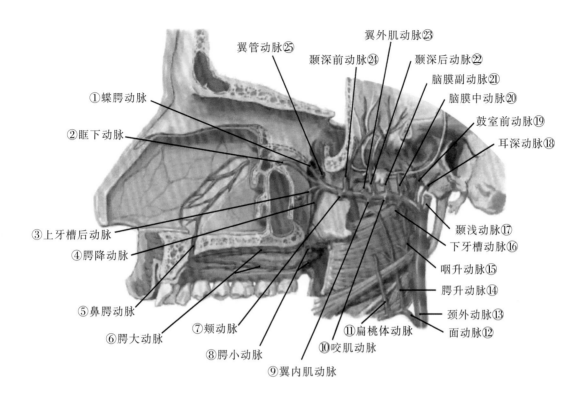

翼管动脉㉕　　翼外肌动脉㉓
颞深前动脉㉔　　颞深后动脉㉒
脑膜副动脉㉑
脑膜中动脉⑳
鼓室前动脉⑲
耳深动脉⑱
①蝶腭动脉
②眶下动脉
③上牙槽后动脉
④腭降动脉
颞浅动脉⑰
下牙槽动脉⑯
咽升动脉⑮
腭升动脉⑭
颈外动脉⑬
面动脉⑫
⑤鼻腭动脉
⑥腭大动脉
⑦颊动脉
⑧腭小动脉
⑨翼内肌动脉
⑩咬肌动脉
⑪扁桃体动脉

图 186　上颌动脉主要分支内侧面观(右)

①蝶腭动脉	Sphenopalatine artery	⑭腭升动脉	Ascending palatine artery
②眶下动脉	Infraorbital artery	⑮咽升动脉	Ascending pharyngeal artery
③上牙槽后动脉	Posterior superior alveolar artery	⑯下牙槽动脉	Inferior alveolar artery
④腭降动脉	Descending palatine artery	⑰颞浅动脉	Superficial temporal artery
⑤鼻腭动脉	Nasopalatine artery	⑱耳深动脉	Deep auricular artery
⑥腭大动脉	Greater palatine artery	⑲鼓室前动脉	Anterior tympanic artery
⑦颊动脉	Buccal artery	⑳脑膜中动脉	Middle meningeal artery
⑧腭小动脉	Lesser palatine artery	㉑脑膜副动脉	Accessory meningeal artery
⑨翼内肌动脉	Medial pterygoid artery	㉒颞深后动脉	Posterior deep temporal artery
⑩咬肌动脉	Masseteric artery	㉓翼外肌动脉	Lateral pterygoid artery
⑪扁桃体动脉	Tonsillar artery	㉔颞深前动脉	Anterior deep temporal artery
⑫面动脉	Facial artery	㉕翼管动脉	Artery of pterygoid canal
⑬颈外动脉	External carotid artery		

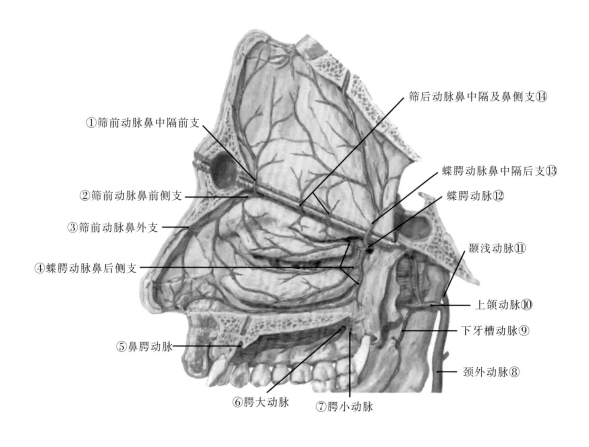

①筛前动脉鼻中隔前支

②筛前动脉鼻前侧支

③筛前动脉鼻外支

④蝶腭动脉鼻后侧支

⑤鼻腭动脉

⑥腭大动脉　⑦腭小动脉

筛后动脉鼻中隔及鼻侧支⑭

蝶腭动脉鼻中隔后支⑬

蝶腭动脉⑫

颞浅动脉⑪

上颌动脉⑩

下牙槽动脉⑨

颈外动脉⑧

图 187　蝶腭动脉及其分支内侧面观

①筛前动脉鼻中隔前支	Anterior septal branch of anterior ethmoidal artery	⑧颈外动脉	External carotid artery
②筛前动脉鼻前侧支	Anterior lateral nasal branch of anterior ethmoidal artery	⑨下牙槽动脉	Inferior alveolar artery
③筛前动脉鼻外支	External nasal branch of anterior ethmoidal artery	⑩上颌动脉	Maxillary artery
④蝶腭动脉鼻后侧支	Posterior lateral nasal branches of sphenopalatine artery	⑪颞浅动脉	Superficial temporal artery
⑤鼻腭动脉	Nasopalatine artery	⑫蝶腭动脉	Sphenopalatine artery
⑥腭大动脉	Greater palatine artery	⑬蝶腭动脉鼻中隔后支 Posterior septal branch of sphenopalatine artery	
⑦腭小动脉	Lesser palatine artery	⑭筛后动脉鼻中隔及鼻侧支 Septal and lateral nasal branches of posterior ethmoidal artery	

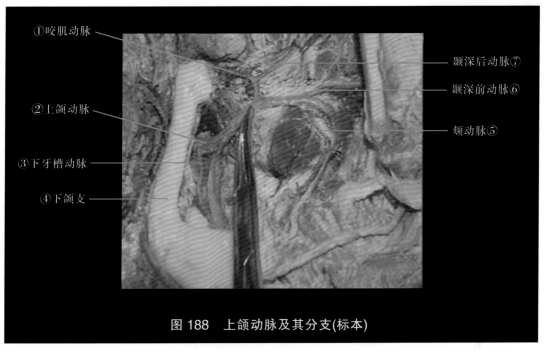

①咬肌动脉
②上颌动脉
③下牙槽动脉
④下颌支
颞深后动脉⑦
颞深前动脉⑥
颊动脉⑤

图 188 上颌动脉及其分支(标本)

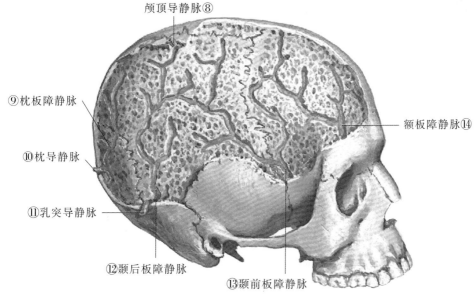

颅顶导静脉⑧
⑨枕板障静脉
⑩枕导静脉
⑪乳突导静脉
⑫颞后板障静脉
⑬颞前板障静脉
额板障静脉⑭

图 189 颅的导静脉与板障静脉外侧面观

①咬肌动脉	Masseteric artery	⑧颅顶导静脉	Parietal emissary vein
②上颌动脉	Maxillary artery	⑨枕板障静脉	Occipital diploic vein
③下牙槽动脉	Inferior alveolar artery	⑩枕导静脉	Occipital emissary vein
④下颌支	Ramus of mandible	⑪乳突导静脉	Mastoid emissary vein
⑤颊动脉	Buccal artery	⑫颞后板障静脉	Posterior temporal diploic vein
⑥颞深前动脉	Anterior deep temporal artery	⑬颞前板障静脉	Anterior temporal diploic vein
⑦颞深后动脉	Posterior deep temporal artery	⑭额板障静脉	Frontal diploic vein

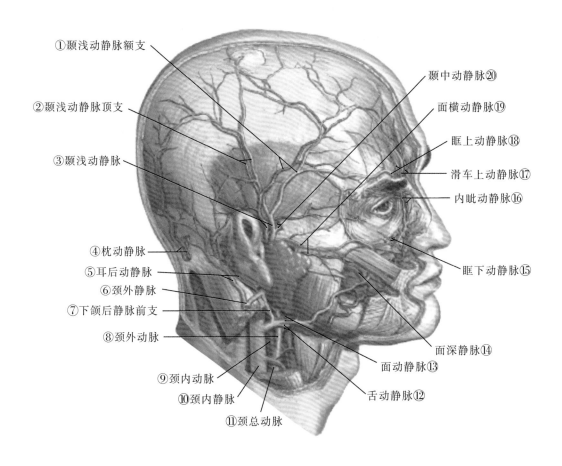

① 颞浅动静脉额支
② 颞浅动静脉顶支
③ 颞浅动静脉
④ 枕动静脉
⑤ 耳后动静脉
⑥ 颈外静脉
⑦ 下颌后静脉前支
⑧ 颈外动脉
⑨ 颈内动脉
⑩ 颈内静脉
⑪ 颈总动脉
⑫ 舌动静脉
⑬ 面动静脉
⑭ 面深静脉
⑮ 眶下动静脉
⑯ 内眦动静脉
⑰ 滑车上动静脉
⑱ 眶上动静脉
⑲ 面横动静脉
⑳ 颞中动静脉

图 190　面浅部动静脉外侧面观

①颞浅动静脉额支	Frontal branch of superficial temporal artery and vein	⑩颈内静脉	Internal jugular vein
②颞浅动静脉顶支	Parietal branch of superficial temporal artery and vein	⑪颈总动脉	Common carotid artery
		⑫舌动静脉	Lingual artery and vein
③颞浅动静脉	Superficial temporal artery and vein	⑬面动静脉	Facial artery and vein
④枕动静脉	Occipital artery and vein	⑭面深静脉	Deep facial vein
⑤耳后动静脉	Posterior auricular artery and vein	⑮眶下动静脉	Infraorbital artery and vein
⑥颈外静脉	External jugular vein	⑯内眦动静脉	Angular artery and vein
⑦下颌后静脉前支	Anterior branch of retromandibular vein	⑰滑车上动静脉	Supratrochlear artery and vein
		⑱眶上动静脉	Supraorbital artery and vein
⑧颈外动脉	External carotid artery	⑲面横动静脉	Transverse facial artery and vein
⑨颈内动脉	Internal carotid artery	⑳颞中动静脉	Middle temporal artery and vein

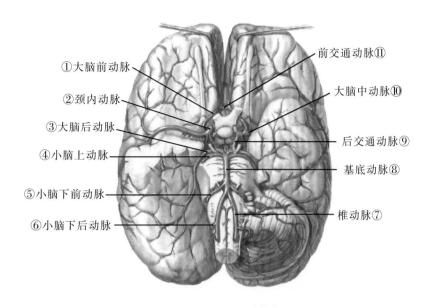

①大脑前动脉
②颈内动脉
③大脑后动脉
④小脑上动脉
⑤小脑下前动脉
⑥小脑下后动脉
前交通动脉⑪
大脑中动脉⑩
后交通动脉⑨
基底动脉⑧
椎动脉⑦

图 191　脑底的主要动脉下面观

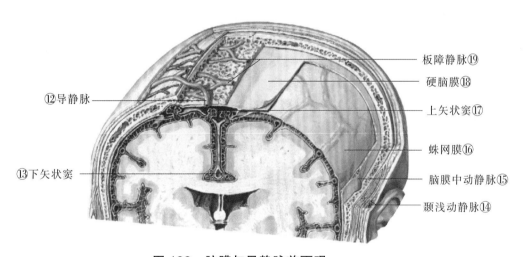

⑫导静脉
⑬下矢状窦
板障静脉⑲
硬脑膜⑱
上矢状窦⑰
蛛网膜⑯
脑膜中动静脉⑮
颞浅动静脉⑭

图 192　脑膜与导静脉前面观

①大脑前动脉	Anterior cerebral artery	⑪前交通动脉	Anterior communicating artery
②颈内动脉	Internal carotid artery	⑫导静脉	Emissary vein
③大脑后动脉	Posterior cerebral artery	⑬下矢状窦	Inferior sagittal sinus
④小脑上动脉	Superior cerebellar artery	⑭颞浅动静脉	Superficial temporal artery and vein
⑤小脑下前动脉	Anterior inferior cerebellar artery	⑮脑膜中动静脉	Middle meningeal artery and vein
⑥小脑下后动脉	Posterior inferior cerebellar artery	⑯蛛网膜	Arachnoid mater
⑦椎动脉	Vertebral artery	⑰上矢状窦	Superior sagittal sinus
⑧基底动脉	Basilar artery	⑱硬脑膜	Dura mater
⑨后交通动脉	Posterior communicating artery	⑲板障静脉	Diploic vein
⑩大脑中动脉	Middle cerebral artery		

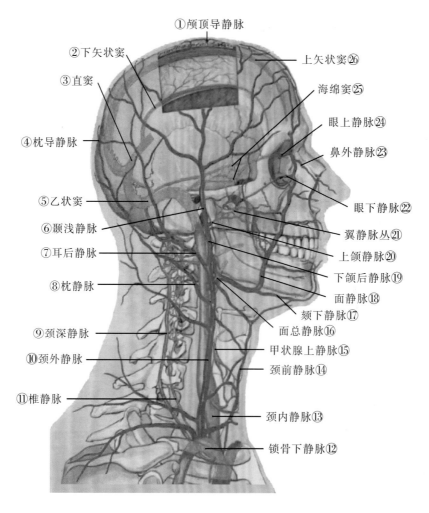

①颅顶导静脉
②下矢状窦
③直窦
④枕导静脉
⑤乙状窦
⑥颞浅静脉
⑦耳后静脉
⑧枕静脉
⑨颈深静脉
⑩颈外静脉
⑪椎静脉

上矢状窦㉖
海绵窦㉕
眼上静脉㉔
鼻外静脉㉓
眼下静脉㉒
翼静脉丛㉑
上颌静脉⑳
下颌后静脉⑲
面静脉⑱
颏下静脉⑰
面总静脉⑯
甲状腺上静脉⑮
颈前静脉⑭
颈内静脉⑬
锁骨下静脉⑫

图 193　头面颈部主要静脉示意图(1)

①颅顶导静脉　Parietal emissary vein
②下矢状窦　Inferior sagittal sinus
③直窦　Straight sinus
④枕导静脉　Occipital emissary vein
⑤乙状窦　Sigmoid sinus
⑥颞浅静脉　Superficial temporal vein
⑦耳后静脉　Posterior auricular vein
⑧枕静脉　Occipital vein
⑨颈深静脉　Deep cervical vein
⑩颈外静脉　External jugular vein
⑪椎静脉　Vertebral vein
⑫锁骨下静脉　Subclavian vein
⑬颈内静脉　Internal jugular vein

⑭颈前静脉　Anterior jugular vein
⑮甲状腺上静脉　Superior thyroid vein
⑯面总静脉　Common facial vein
⑰颏下静脉　Submental vein
⑱面静脉　Facial vein
⑲下颌后静脉　Retromandibular vein
⑳上颌静脉　Maxillary vein
㉑翼静脉丛　Pterygoid plexus
㉒眼下静脉　Inferior ophthalmic vein
㉓鼻外静脉　External nasal vein
㉔眼上静脉　Superior ophthalmic vein
㉕海绵窦　Cavernous sinus
㉖上矢状窦　Superior sagittal sinus

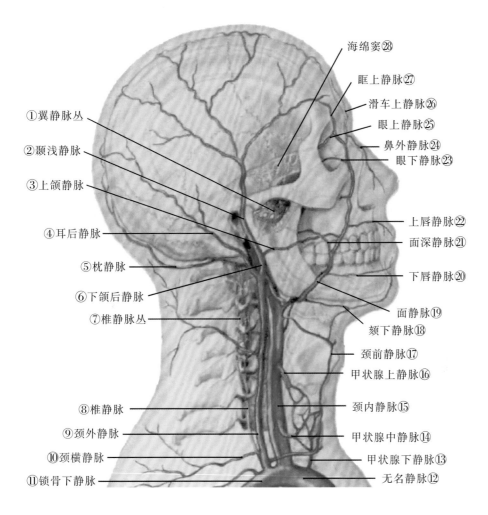

图 194　头面颈部主要静脉示意图(2)

①翼静脉丛	Pterygoid plexus	⑮颈内静脉	Internal jugular vein
②颞浅静脉	Superficial temporal vein	⑯甲状腺上静脉	Superior thyroid vein
③上颌静脉	Internal maxillary vein	⑰颈前静脉	Anterior jugular vein
④耳后静脉	Posterior auricular vein	⑱颏下静脉	Submental vein
⑤枕静脉	Occipital vein	⑲面静脉	Facial vein
⑥下颌后静脉	Retromandibular vein	⑳下唇静脉	Inferior labial vein
⑦椎静脉丛	Vertebral plexus	㉑面深静脉	Deep facial vein
⑧椎静脉	Vertebral vein	㉒上唇静脉	Superior labial vein
⑨颈外静脉	External jugular vein	㉓眼下静脉	Inferior ophthalmic vein
⑩颈横静脉	Transverse cervical vein	㉔鼻外静脉	External nasal vein
⑪锁骨下静脉	Subclavian vein	㉕眼上静脉	Superior ophthalmic vein
⑫无名静脉	Innominate vein	㉖滑车上静脉	Supratrochlear vein
⑬甲状腺下静脉	Inferior thyroid vein	㉗眶上静脉	Supraorbital vein
⑭甲状腺中静脉	Middle thyroid vein	㉘海绵窦	Cavernous sinus

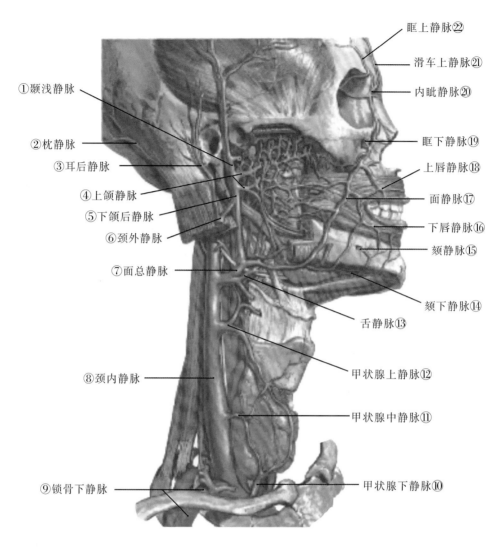

①颞浅静脉
②枕静脉
③耳后静脉
④上颌静脉
⑤下颌后静脉
⑥颈外静脉
⑦面总静脉
⑧颈内静脉
⑨锁骨下静脉

眶上静脉㉒
滑车上静脉㉑
内眦静脉⑳
眶下静脉⑲
上唇静脉⑱
面静脉⑰
下唇静脉⑯
颏静脉⑮
颏下静脉⑭
舌静脉⑬
甲状腺上静脉⑫
甲状腺中静脉⑪
甲状腺下静脉⑩

图 195　颈内静脉及其主要分支外侧面观

①颞浅静脉　　　Superficial temporal vein
②枕静脉　　　　Occipital vein
③耳后静脉　　　Posterior auricular vein
④上颌静脉　　　Maxillary vein
⑤下颌后静脉　　Retromandibular vein
⑥颈外静脉　　　External jugular vein
⑦面总静脉　　　Common facial vein
⑧颈内静脉　　　Internal jugular vein
⑨锁骨下静脉　　Subclavian vein
⑩甲状腺下静脉　Inferior thyroid vein
⑪甲状腺中静脉　Middle thyroid vein

⑫甲状腺上静脉　Superior thyroid vein
⑬舌静脉　　　　Lingual vein
⑭颏下静脉　　　Submental vein
⑮颏静脉　　　　Mental vein
⑯下唇静脉　　　Inferior labial vein
⑰面静脉　　　　Facial vein
⑱上唇静脉　　　Superior labial vein
⑲眶下静脉　　　Infraorbital vein
⑳内眦静脉　　　Angular vein
㉑滑车上静脉　　Supratrochlear vein
㉒眶上静脉　　　Supraorbital vein

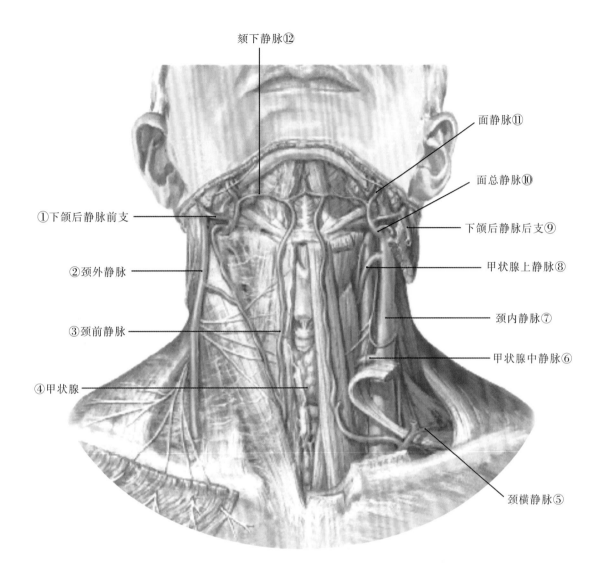

图 196　颈部静脉前面观

①下颌后静脉前支　Anterior branch of retromandibular
　　　　　　　　　vein
②颈外静脉　External jugular vein
③颈前静脉　Anterior jugular vein
④甲状腺　Thyroid gland
⑤颈横静脉　Transverse cervical vein
⑥甲状腺中静脉　Middle thyroid vein

⑦颈内静脉　Internal jugular vein
⑧甲状腺上静脉　Superior thyroid vein
⑨下颌后静脉后支　Posterior branch of retromandibular
　　　　　　　　　vein
⑩面总静脉　Common facial vein
⑪面静脉　Facial vein
⑫颏下静脉　Submental vein

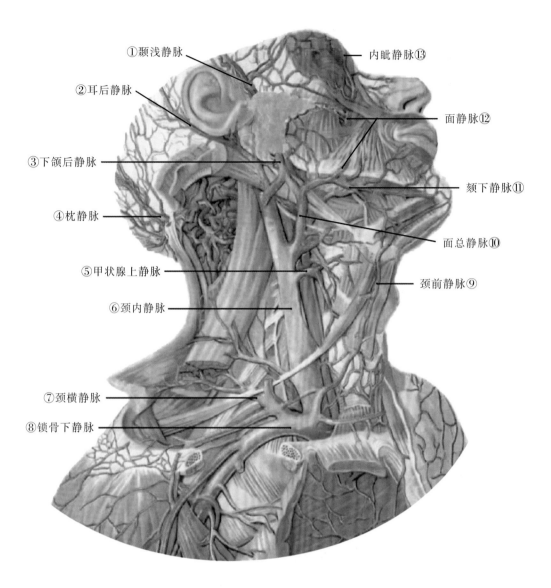

①颞浅静脉
②耳后静脉
③下颌后静脉
④枕静脉
⑤甲状腺上静脉
⑥颈内静脉
⑦颈横静脉
⑧锁骨下静脉

内眦静脉⑬
面静脉⑫
颏下静脉⑪
面总静脉⑩
颈前静脉⑨

图 197　颈部主要静脉外侧面观

①颞浅静脉　　　　Superficial temporal vein　　　⑧锁骨下静脉　　Subclavian vein

②耳后静脉　　　　Posterior auricular vein　　　　⑨颈前静脉　　　Anterior jugular vein

③下颌后静脉　　　Retromandibular vein　　　　　⑩面总静脉　　　Common facial vein

④枕静脉　　　　　Occipital vein　　　　　　　　⑪颏下静脉　　　Submental vein

⑤甲状腺上静脉　　Superior thyroid vein　　　　　⑫面静脉　　　　Facial vein

⑥颈内静脉　　　　Internal jugular vein　　　　　⑬内眦静脉　　　Angular vein

⑦颈横静脉　　　　Transverse cervical vein

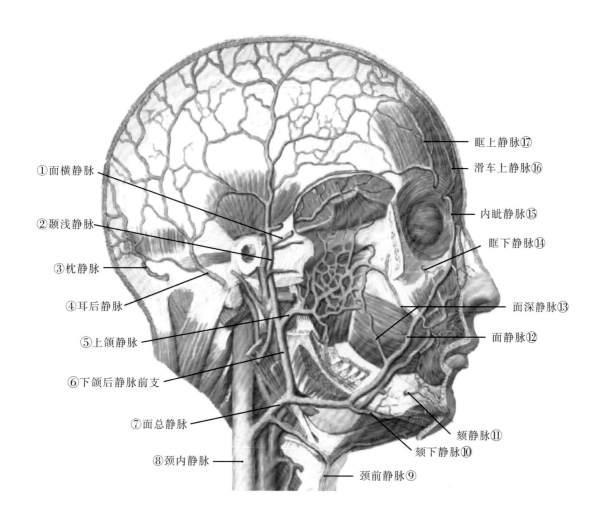

① 面横静脉
② 颞浅静脉
③ 枕静脉
④ 耳后静脉
⑤ 上颌静脉
⑥ 下颌后静脉前支
⑦ 面总静脉
⑧ 颈内静脉

眶上静脉⑰
滑车上静脉⑯
内眦静脉⑮
眶下静脉⑭
面深静脉⑬
面静脉⑫
颏静脉⑪
颏下静脉⑩
颈前静脉⑨

图 198　面部静脉外侧面观

①面横静脉	Transverse facial vein	⑨颈前静脉	Anterior jugular vein
②颞浅静脉	Superficial temporal vein	⑩颏下静脉	Submental vein
③枕静脉	Occipital vein	⑪颏静脉	Mental vein
④耳后静脉	Posterior auricular vein	⑫面静脉	Facial vein
⑤上颌静脉	Maxillary vein	⑬面深静脉	Deep facial vein
⑥下颌后静脉前支	Anterior branch of retromandibular vein	⑭眶下静脉	Infraorbital vein
⑦面总静脉	Common facial vein	⑮内眦静脉	Angular vein
⑧颈内静脉	Internal jugular vein	⑯滑车上静脉	Supratrochlear vein
		⑰眶上静脉	Supraorbital vein

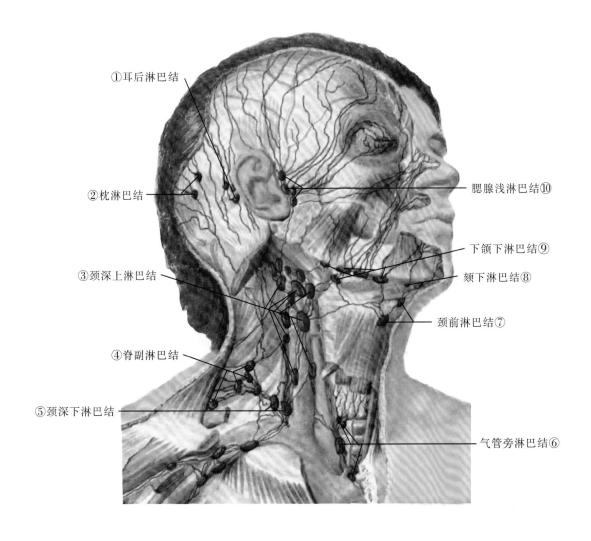

①耳后淋巴结

②枕淋巴结

③颈深上淋巴结

④脊副淋巴结

⑤颈深下淋巴结

腮腺浅淋巴结⑩

下颌下淋巴结⑨

颏下淋巴结⑧

颈前淋巴结⑦

气管旁淋巴结⑥

图 199　头颈部淋巴结外侧面观

①耳后淋巴结	Retroauricular lymph nodes	⑥气管旁淋巴结	Paratracheal lymph nodes
②枕淋巴结	Occipital lymph nodes	⑦颈前淋巴结	Anterior jugular lymph nodes
③颈深上淋巴结	Superior deep cervical lymph nodes	⑧颏下淋巴结	Submental lymph nodes
④脊副淋巴结	Spinal accessory lymph nodes	⑨下颌下淋巴结	Submandibular lymph nodes
⑤颈深下淋巴结	Inferior deep cervical lymph nodes	⑩腮腺浅淋巴结	Superficial parotid lymph nodes

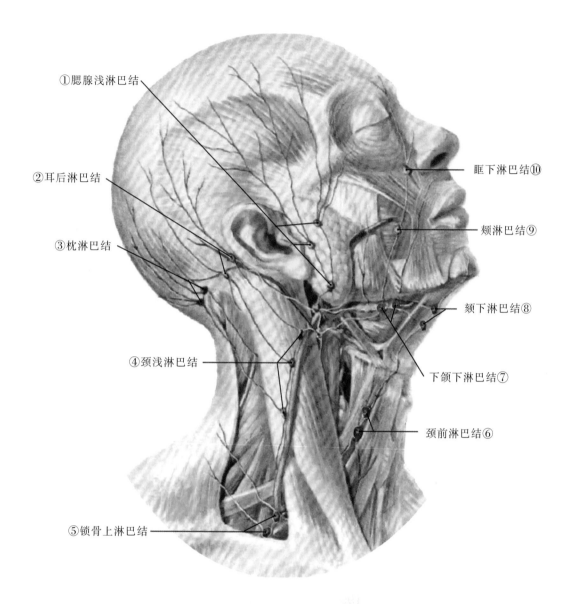

①腮腺浅淋巴结

②耳后淋巴结

③枕淋巴结

④颈浅淋巴结

⑤锁骨上淋巴结

眶下淋巴结⑩

颊淋巴结⑨

颏下淋巴结⑧

下颌下淋巴结⑦

颈前淋巴结⑥

图 200　头颈部表浅淋巴结

①腮腺浅淋巴结	Superficial parotid lymph nodes	⑥颈前淋巴结	Anterior jugular lymph nodes
②耳后淋巴结	Retroauricular lymph nodes	⑦下颌下淋巴结	Submandibular lymph nodes
③枕淋巴结	Occipital lymph nodes	⑧颏下淋巴结	Submental lymph nodes
④颈浅淋巴结	Superficial cervical lymph nodes	⑨颊淋巴结	Buccal lymph nodes
⑤锁骨上淋巴结	Supraclavicular lymph nodes	⑩眶下淋巴结	Infraorbital lymph nodes

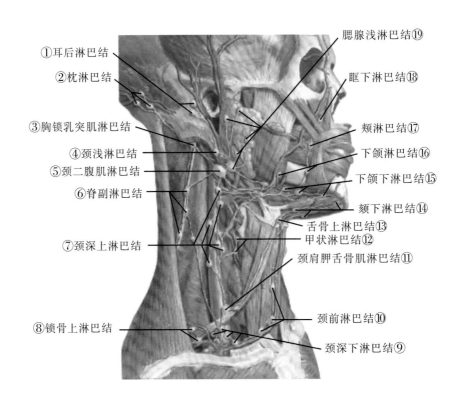

①耳后淋巴结
②枕淋巴结
③胸锁乳突肌淋巴结
④颈浅淋巴结
⑤颈二腹肌淋巴结
⑥脊副淋巴结
⑦颈深上淋巴结
⑧锁骨上淋巴结

腮腺浅淋巴结⑲
眶下淋巴结⑱
颊淋巴结⑰
下颌淋巴结⑯
下颌下淋巴结⑮
颏下淋巴结⑭
舌骨上淋巴结⑬
甲状淋巴结⑫
颈肩胛舌骨肌淋巴结⑪
颈前淋巴结⑩
颈深下淋巴结⑨

图 201　头颈部主要淋巴结外侧面观

①耳后淋巴结　Retroauricular lymph nodes
②枕淋巴结　Occipital lymph nodes
③胸锁乳突肌淋巴结　Sternocleidomastoid lymph nodes
④颈浅淋巴结　Superficial cervical lymph nodes
⑤颈二腹肌淋巴结　Jugulodigastric lymph nodes
⑥脊副淋巴结　Spinal accessory lymph nodes
⑦颈深上淋巴结　Superior deep cervical lymph nodes
⑧锁骨上淋巴结　Supraclavicular lymph nodes
⑨颈深下淋巴结　Inferior deep cervical lymph nodes
⑩颈前淋巴结　Anterior jugular lymph nodes

⑪颈肩胛舌骨肌淋巴结　Jugulo-omohyoid lymph nodes
⑫甲状淋巴结　Thyroid lymph nodes
⑬舌骨上淋巴结　Suprahyoid lymph nodes
⑭颏下淋巴结　Submental lymph nodes
⑮下颌下淋巴结　Submandibular lymph nodes
⑯下颌淋巴结　Mandibular lymph nodes
⑰颊淋巴结　Buccal lymph nodes
⑱眶下淋巴结　Infraorbital lymph nodes
⑲腮腺浅淋巴结　Superficial parotid lymph nodes

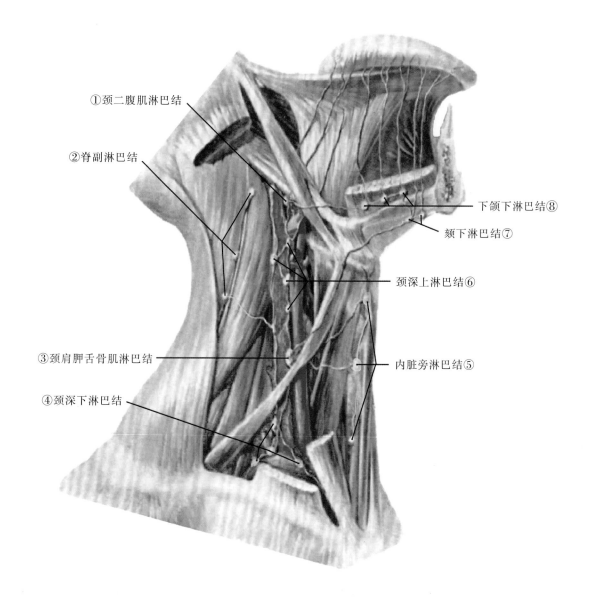

①颈二腹肌淋巴结

②脊副淋巴结

下颌下淋巴结⑧

颏下淋巴结⑦

颈深上淋巴结⑥

③颈肩胛舌骨肌淋巴结

内脏旁淋巴结⑤

④颈深下淋巴结

图 202　舌的淋巴回流及颈深淋巴结外侧面观

①颈二腹肌淋巴结	Jugulodigastric lymph nodes	⑤内脏旁淋巴结	Viscus side lymph nodes
②脊副淋巴结	Spinal accessory lymph nodes	⑥颈深上淋巴结	Superior deep cervical lymph nodes
③颈肩胛舌骨肌淋巴结	Juguloomohyoid lymph nodes	⑦颏下淋巴结	Submental lymph nodes
④颈深下淋巴结	Inferior deep cervical lymph nodes	⑧下颌下淋巴结	Submandibular lymph nodes

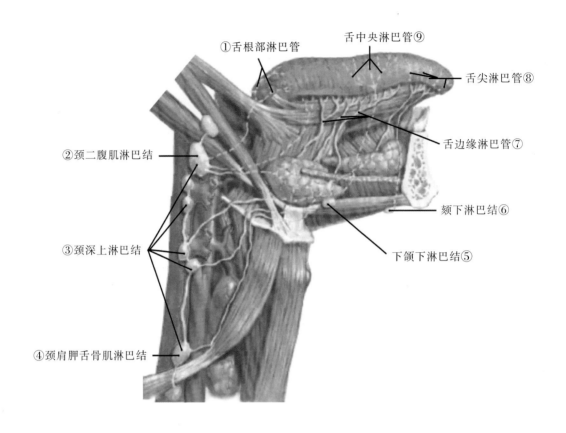

①舌根部淋巴管　　舌中央淋巴管⑨

舌尖淋巴管⑧

②颈二腹肌淋巴结

舌边缘淋巴管⑦

③颈深上淋巴结

颏下淋巴结⑥

下颌下淋巴结⑤

④颈肩胛舌骨肌淋巴结

图 203　舌的淋巴回流

①舌根部淋巴管	Basal lymphatic vessels of tongue	⑥颏下淋巴结	Submental lymph nodes
②颈二腹肌淋巴结	Jugulodigastric lymph nodes	⑦舌边缘淋巴管	Marginal lymphatic vessels of tongue
③颈深上淋巴结	Superior deep cervical lymph nodes	⑧舌尖淋巴管	Apical lymphatic vessels of tongue
④颈肩胛舌骨肌淋巴结	Juguloomohyoid lymph nodes	⑨舌中央淋巴管	Central lymphatic vessels of tongue
⑤下颌下淋巴结	Submandibular lymph nodes		

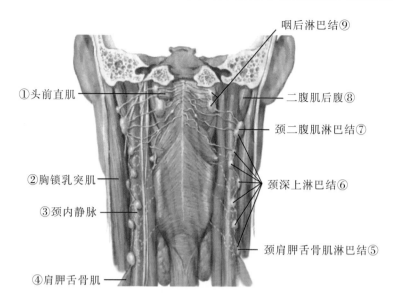

图 204　咽的淋巴回流后面观

①头前直肌　　　　　Rectus capitis anterior muscle　　⑥颈深上淋巴结　Superior deep cervical lymph nodes

②胸锁乳突肌　　　　Sternocleidomastoid muscle　　　⑦颈二腹肌淋巴结　Jugulodigastric lymph nodes

③颈内静脉　　　　　Internal jugular vein　　　　　　⑧二腹肌后腹　Posterior belly of digastric muscle

④肩胛舌骨肌　　　　Omohyoid muscle　　　　　　　⑨咽后淋巴结　Retropharyngeal lymph nodes

⑤颈肩胛舌骨肌淋巴结　Juguloomohyoid lymph nodes

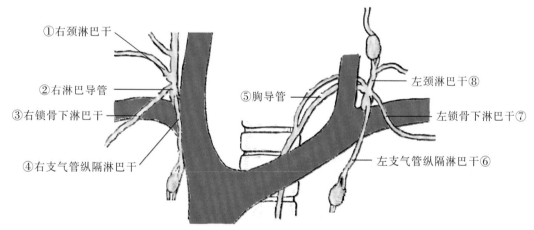

图 205　右淋巴导管及胸导管注入静脉角示意图

①右颈淋巴干　　　　Right jugular lymphatic trunk　　⑤胸导管　　　　　Thoracic duct

②右淋巴导管　　　　Right lymphatic duct　　　　　　⑥左支气管纵隔淋巴干　Left bronchomediastinal lymphatic trunk

③右锁骨下淋巴干　　Right subclavian lymphatic trunk

④右支气管纵隔淋巴干　Right bronchomediastinal lymphatic trunk　⑦左锁骨下淋巴干　Left subclavian lymphatic trunk

⑧左颈淋巴干　　　　Left jugular lymphatic trunk

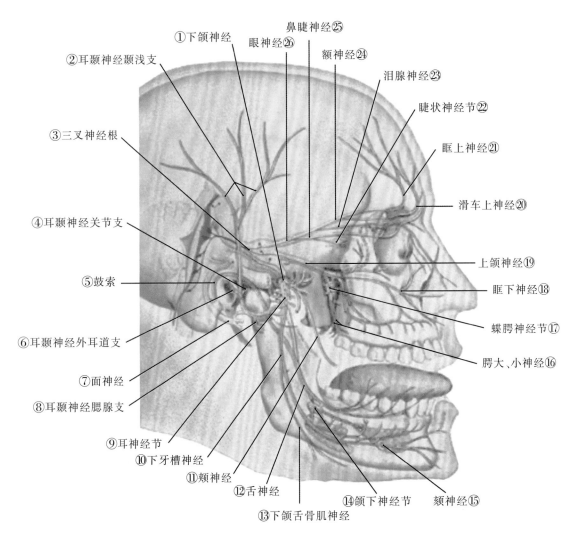

①下颌神经　眼神经㉖　鼻睫神经㉕　额神经㉔
②耳颞神经颞浅支　泪腺神经㉓
③三叉神经根　睫状神经节㉒
④耳颞神经关节支　眶上神经㉑
⑤鼓索　滑车上神经⑳
⑥耳颞神经外耳道支　上颌神经⑲
⑦面神经　眶下神经⑱
⑧耳颞神经腮腺支　蝶腭神经节⑰
⑨耳神经节　腭大、小神经⑯
⑩下牙槽神经
⑪颊神经
⑫舌神经　⑭颌下神经节　颏神经⑮
⑬下颌舌骨肌神经

图 206　三叉神经分支示意图

①下颌神经	Mandibular nerve	⑭颌下神经节	Submandibular ganglion
②耳颞神经颞浅支	Superficial temporal branches of auriculotemporal nerve	⑮颏神经	Mental nerve
③三叉神经根	The root of trigeminal nerve	⑯腭大、小神经	Greater and lesser palatine nerve
④耳颞神经关节支	Articular branches of auriculotemporal nerve	⑰蝶腭神经节	Sphenopalatine ganglion
⑤鼓索	Chorda tympanic	⑱眶下神经	Infraorbital nerve
⑥耳颞神经外耳道支	Auricular branches of auriculotemporal nerve	⑲上颌神经	Maxillary nerve
⑦面神经	Facial nerve	⑳滑车上神经	Supratrochlear nerve
⑧耳颞神经腮腺支	Parotid branches of auriculotemporal nerve	㉑眶上神经	Supraorbital nerve
⑨耳神经节	Auricular ganglion	㉒睫状神经节	Ciliary ganglion
⑩下牙槽神经	Inferior alveolar nerve	㉓泪腺神经	Lacrimal nerve
⑪颊神经	Buccal nerve	㉔额神经	Frontal nerve
⑫舌神经	Lingual nerve	㉕鼻睫神经	Nasociliary nerve
⑬下颌舌骨肌神经	Mylohyoid nerve	㉖眼神经	Ophthalmic nerve

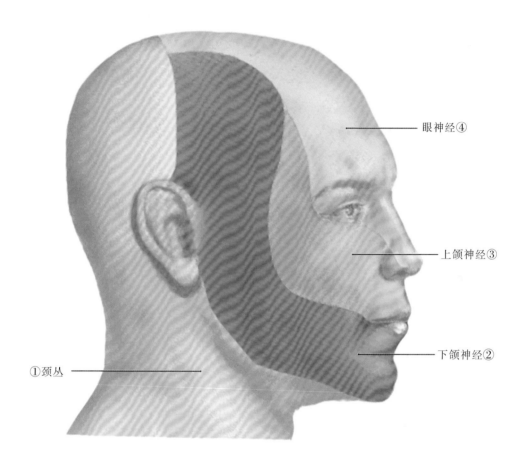

眼神经④

上颌神经③

下颌神经②

①颈丛

图 207　颌面颈部皮肤感觉神经分布示意图

①颈丛　　Cervical plexus

②下颌神经　Mandibular nerve

③上颌神经　Maxillary nerve

④眼神经　　Ophthalmic nerve

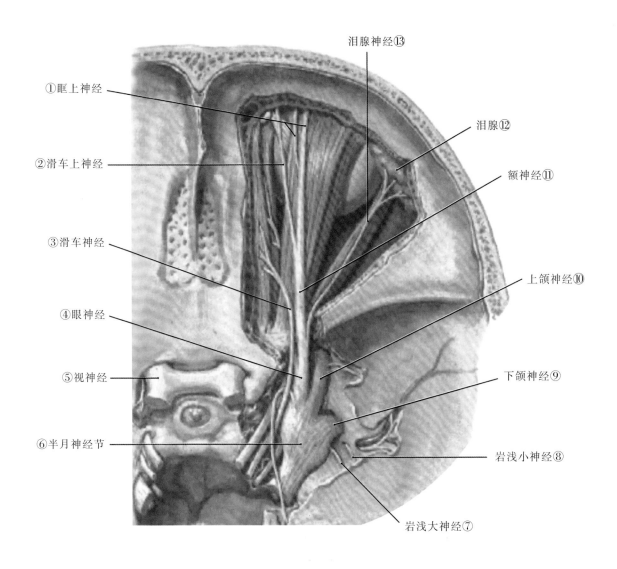

①眶上神经
②滑车上神经
③滑车神经
④眼神经
⑤视神经
⑥半月神经节
泪腺神经⑬
泪腺⑫
额神经⑪
上颌神经⑩
下颌神经⑨
岩浅小神经⑧
岩浅大神经⑦

图 208　三叉神经颅内段上面观

①眶上神经	Supraorbital nerve	⑧岩浅小神经	Superficial lesser petrosal nerve
②滑车上神经	Supratrochlear nerve	⑨下颌神经	Mandibular nerve
③滑车神经	Trochlear nerve	⑩上颌神经	Maxillary nerve
④眼神经	Ophthalmic nerve	⑪额神经	Frontal nerve
⑤视神经	Optic nerve	⑫泪腺	Lacrimal gland
⑥半月神经节	Trigeminal (semilunar) ganglion	⑬泪腺神经	Lacrimal nerve
⑦岩浅大神经	Superficial greater petrosal nerve		

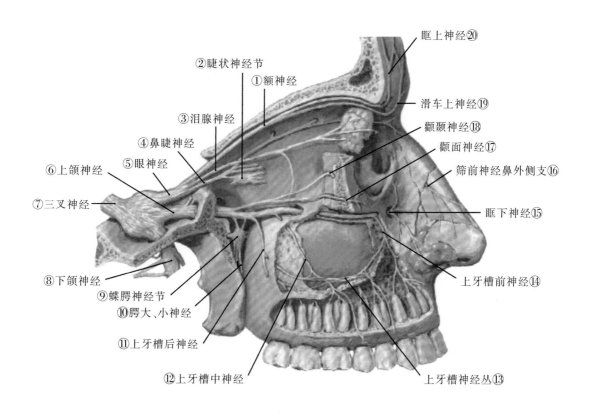

②睫状神经节
①额神经
③泪腺神经
④鼻睫神经
⑤眼神经
⑥上颌神经
⑦三叉神经
⑧下颌神经
⑨蝶腭神经节
⑩腭大、小神经
⑪上牙槽后神经
⑫上牙槽中神经

眶上神经⑳
滑车上神经⑲
颧颞神经⑱
颧面神经⑰
筛前神经鼻外侧支⑯
眶下神经⑮
上牙槽前神经⑭
上牙槽神经丛⑬

图 209　眼神经及上颌神经外侧面观

①额神经	Frontal nerve	⑫上牙槽中神经	Middle superior alveolar nerve
②睫状神经节	Ciliary ganglion	⑬上牙槽神经丛	Superior dental plexus
③泪腺神经	Lacrimal nerve	⑭上牙槽前神经	Anterior superior alveolar nerve
④鼻睫神经	Nasociliary nerve	⑮眶下神经	Infraorbital nerve
⑤眼神经	Ophthalmic nerve	⑯筛前神经鼻外侧支	External nasal branch of anterior ethmoidal nerve
⑥上颌神经	Maxillary nerve		
⑦三叉神经	Trigeminal nerve	⑰颧面神经	Zygomaticofacial nerve
⑧下颌神经	Mandibular nerve	⑱颧颞神经	Zygomaticotemporal nerve
⑨蝶腭神经节	Sphenopalatine ganglion	⑲滑车上神经	Supratrochlear nerve
⑩腭大、小神经	Greater and lesser palatine nerve	⑳眶上神经	Supraorbital nerve
⑪上牙槽后神经	Posterior superior alveolar nerve		

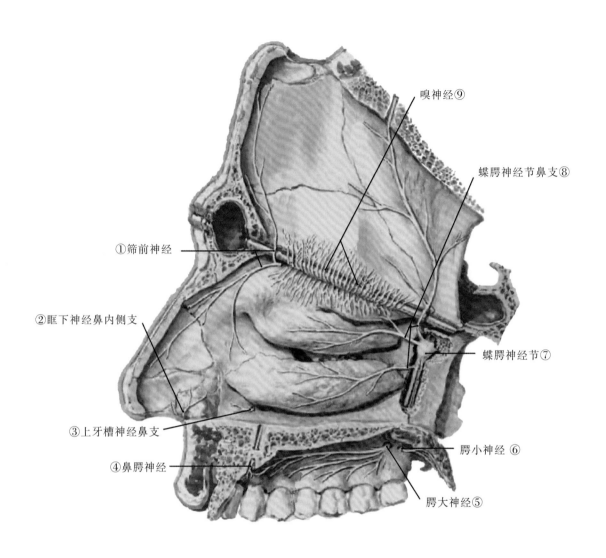

嗅神经⑨

蝶腭神经节鼻支⑧

①筛前神经

②眶下神经鼻内侧支

蝶腭神经节⑦

③上牙槽神经鼻支

④鼻腭神经

腭小神经 ⑥

腭大神经⑤

图 210　蝶腭神经及其分支内侧面观

①筛前神经	Anterior ethmoidal nerve	⑤腭大神经	Greater palatine nerve
②眶下神经鼻内侧支	Internal nasal branches of infraorbital nerve	⑥腭小神经	Lesser palatine nerve
③上牙槽神经鼻支	Nasal branch of anterior superior alveolar nerve	⑦蝶腭神经节	Sphenopalatine ganglion
		⑧蝶腭神经节鼻支	Nasal branches of sphenopalatine ganglion
④鼻腭神经	Nasopalatine nerve	⑨嗅神经	Olfactory nerves

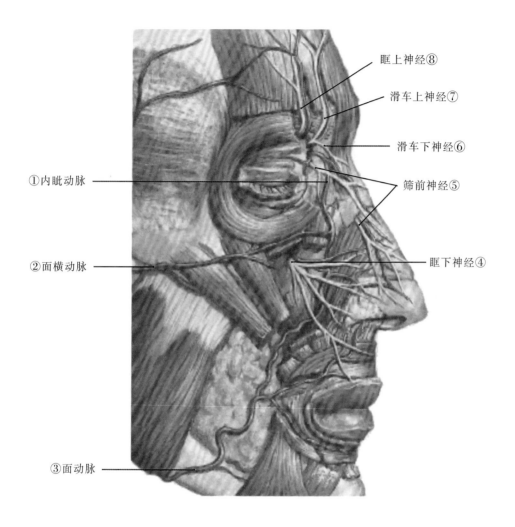

眶上神经⑧

滑车上神经⑦

滑车下神经⑥

筛前神经⑤

①内眦动脉

眶下神经④

②面横动脉

③面动脉

图 211　眶周围神经及其毗邻外侧面观

①内眦动脉　Angular artery　　　　　⑤筛前神经　　Anterior ethmoidal nerve
②面横动脉　Transverse facial artery　⑥滑车下神经　Infratrochlear nerve
③面动脉　　Facial artery　　　　　　⑦滑车上神经　Supratrochlear nerve
④眶下神经　Infraorbital nerve　　　　⑧眶上神经　　Supraorbital nerve

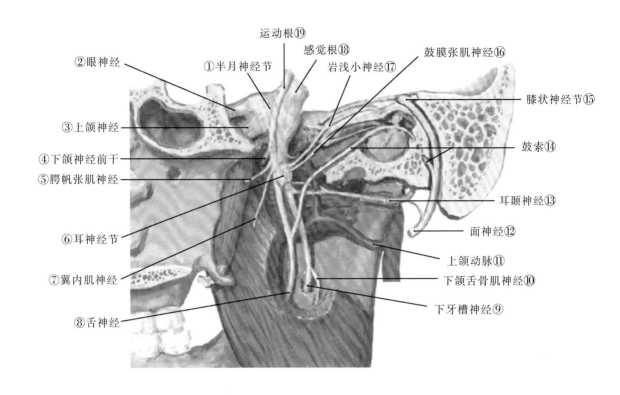

图 212　三叉神经及其分支下颌神经内侧面观

①半月神经节　Trigeminal (semilunar) ganglion

②眼神经　Ophthalmic nerve

③上颌神经　Maxillary nerve

④下颌神经前干　Anterior trunk of mandibular nerve

⑤腭帆张肌神经　Nerve to tensor muscle of palatine velum

⑥耳神经节　Auricular ganglion

⑦翼内肌神经　Medial pterygoid nerve

⑧舌神经　Lingual nerve

⑨下牙槽神经　Inferior alveolar nerve

⑩下颌舌骨肌神经　Mylohyoid nerve

⑪上颌动脉　Maxillary artery

⑫面神经　Facial nerve

⑬耳颞神经　Auriculotemporal nerve

⑭鼓索　Chorda tympanic

⑮膝状神经节　Geniculate ganglion

⑯鼓膜张肌神经　Nerve to tensor tympani muscle

⑰岩浅小神经　Superficial lesser petrosal nerve

⑱感觉根　Sensory root

⑲运动根　Motor root

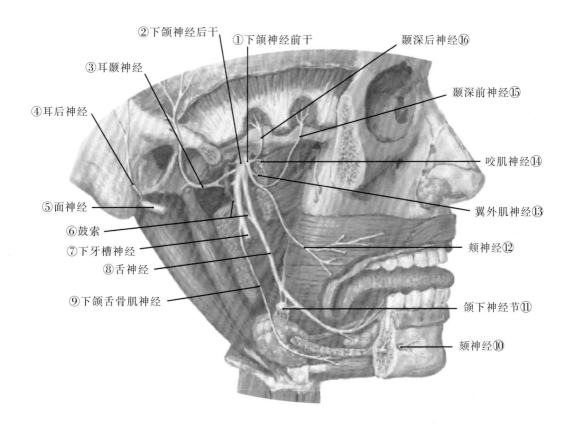

②下颌神经后干　　①下颌神经前干　　颞深后神经⑯

③耳颞神经

④耳后神经

⑤面神经

⑥鼓索

⑦下牙槽神经

⑧舌神经

⑨下颌舌骨肌神经

颞深前神经⑮

咬肌神经⑭

翼外肌神经⑬

颊神经⑫

颌下神经节⑪

颏神经⑩

图 213　　下颌神经及其分支外侧面观

①下颌神经前干	Anterior trunk of mandibular nerve	⑨下颌舌骨肌神经	Mylohyoid nerve
②下颌神经后干	Posterior trunk of mandibular nerve	⑩颏神经	Mental nerve
③耳颞神经	Auriculotemporal nerve	⑪颌下神经节	Submandibular ganglion
④耳后神经	Posterior auricular nerve	⑫颊神经	Buccal nerve
⑤面神经	Facial nerve	⑬翼外肌神经	Lateral pterygoid nerve
⑥鼓索	Chorda tympanic	⑭咬肌神经	Masseteric nerve
⑦下牙槽神经	Inferior alveolar nerve	⑮颞深前神经	Anterior deep temporal nerve
⑧舌神经	Lingual nerve	⑯颞深后神经	Posterior deep temporal nerve

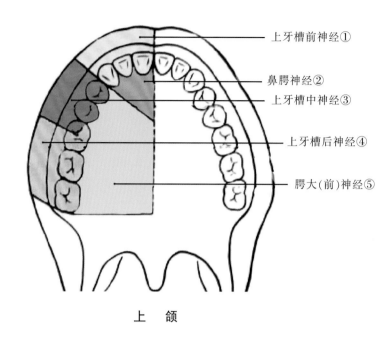

上牙槽前神经①

鼻腭神经②

上牙槽中神经③

上牙槽后神经④

腭大(前)神经⑤

上　颌

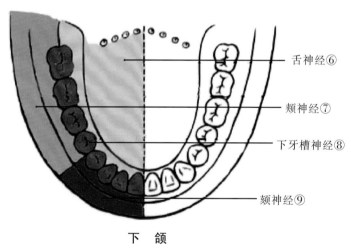

舌神经⑥

颊神经⑦

下牙槽神经⑧

颏神经⑨

下　颌

图214　上下颌神经在口腔的分布

①上牙槽前神经	Anterior superior alveolar nerve	⑥舌神经	Lingual nerve
②鼻腭神经	Nasopalatine nerve	⑦颊神经	Buccal nerve
③上牙槽中神经	Middle superior alveolar nerve	⑧下牙槽神经	Inferior alveolar nerve
④上牙槽后神经	Posterior superior alveolar nerve	⑨颏神经	Mental nerve
⑤腭大(前)神经	Greater palatine nerve		

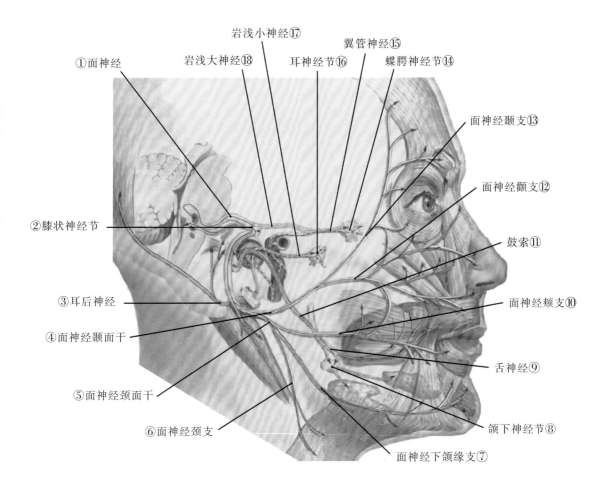

①面神经
②膝状神经节
③耳后神经
④面神经颞面干
⑤面神经颈面干
⑥面神经颈支
岩浅小神经⑰
岩浅大神经⑱
耳神经节⑯
翼管神经⑮
蝶腭神经节⑭
面神经颞支⑬
面神经颧支⑫
鼓索⑪
面神经颊支⑩
舌神经⑨
颌下神经节⑧
面神经下颌缘支⑦

图 215　面神经及其分支示意图

①面神经	Facial nerve	⑩面神经颊支	Buccal branches of facial nerve
②膝状神经节	Geniculate ganglion	⑪鼓索	Chorda tympanic
③耳后神经	Posterior auricular nerve	⑫面神经颧支	Zygomatic branches of facial nerve
④面神经颞面干	Temporofacial trunk of facial nerve	⑬面神经颞支	Temporal branches of facial nerve
⑤面神经颈面干	Cervicofacial trunk of facial nerve	⑭蝶腭神经节	Sphenopalatine ganglion
⑥面神经颈支	Cervical branch of facial nerve	⑮翼管神经	Nerve of pterygoid canal
⑦面神经下颌缘支	Marginal mandibular branch of facial nerve	⑯耳神经节	Auricular ganglion
⑧颌下神经节	Submandibular ganglion	⑰岩浅小神经	Superficial lesser petrosal nerve
⑨舌神经	Lingual nerve	⑱岩浅大神经	Superficial greater petrosal nerve

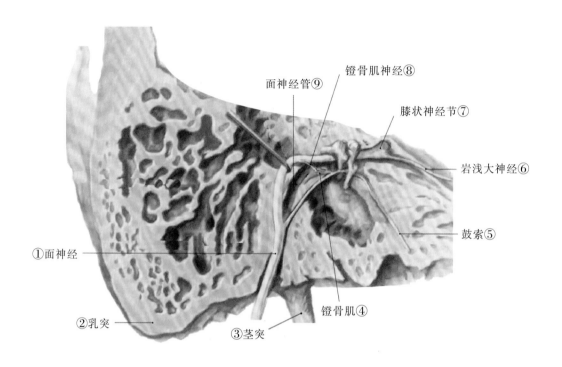

镫骨肌神经⑧

面神经管⑨

膝状神经节⑦

岩浅大神经⑥

鼓索⑤

①面神经

镫骨肌④

②乳突

③茎突

图 216　面神经的管段分支矢状切面观

①面神经　　Facial nerve　　　　　　⑥岩浅大神经　Superficial greater petrosal nerve
②乳突　　　Mastoid process　　　　　⑦膝状神经节　Geniculate ganglion
③茎突　　　Styloid process　　　　　⑧镫骨肌神经　Nerve to stapedial muscle
④镫骨肌　　Stapedial muscle　　　　　⑨面神经管　　Facial canal
⑤鼓索　　　Chorda tympanic

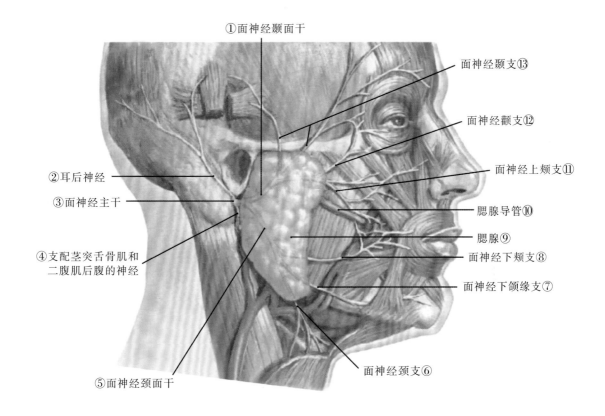

①面神经颞面干

面神经颞支⑬

面神经颧支⑫

②耳后神经

面神经上颊支⑪

③面神经主干

腮腺导管⑩

④支配茎突舌骨肌和
二腹肌后腹的神经

腮腺⑨

面神经下颊支⑧

面神经下颌缘支⑦

面神经颈支⑥

⑤面神经颈面干

图 217　面神经分支及其与腮腺的关系(1)

①面神经颞面干　Temporofacial trunk of facial nerve

②耳后神经　Posterior auricular nerve

③面神经主干　Main trunk of facial nerve

④支配茎突舌骨肌和二腹肌后腹的神经　Nerve to styloyoid muscle and posterior belly of digastric muscle

⑤面神经颈面干　Cervicofacial trunk of facial nerve

⑥面神经颈支　Cervical branch of facial nerve

⑦面神经下颌缘支　Marginal mandibular branch of facial nerve

⑧面神经下颊支　Inferior buccal branches of facial nerve

⑨腮腺　Parotid gland

⑩腮腺导管　Parotid duct

⑪面神经上颊支　Superior buccal branches of facial nerve

⑫面神经颧支　Zygomatic branches of facial nerve

⑬面神经颞支　Temporal branches of facial nerve

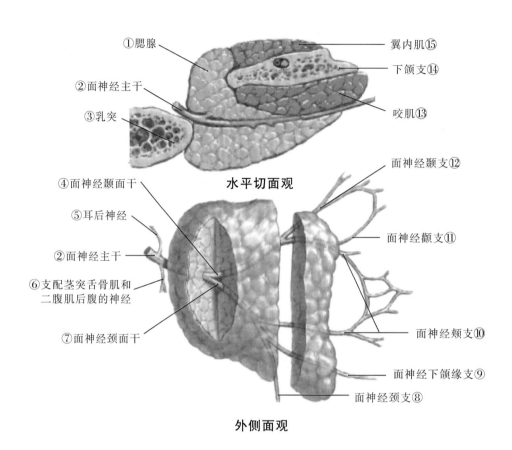

水平切面观

外侧面观

图 218　面神经分支及其与腮腺的关系 (2)

①腮腺　　　　　　Parotid gland
②面神经主干　　　Main trunk of facial nerve
③乳突　　　　　　Mastoid process
④面神经颞面干　　Temporofacial trunk of facial nerve
⑤耳后神经　　　　Posterior auricular nerve
⑥支配茎突舌骨肌和二腹肌后腹的神经　Nerve to stylohyoid muscle and posterior belly of digastric muscle
⑦面神经颈面干　　Cervicofacial trunk of facial nerve
⑧面神经颈支　　　Cervical branch of facial nerve

⑨面神经下颌缘支　Marginal mandibular branch of facial nerve
⑩面神经颊支　　　Buccal branches of facial nerve
⑪面神经颧支　　　Zygomatic branches of facial nerve
⑫面神经颞支　　　Temporal branches of facial nerve
⑬咬肌　　　　　　Masseter muscle
⑭下颌支　　　　　Ramus of mandible
⑮翼内肌　　　　　Medial pterygoid muscle

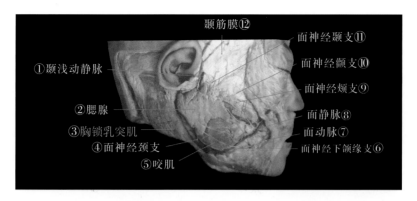

图 219　面神经部分分支与腮腺的关系外侧面观(标本)

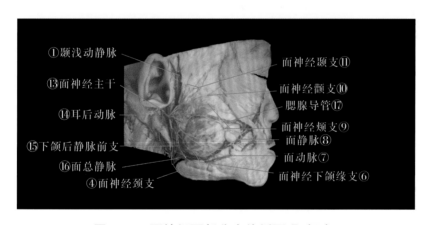

图 220　面神经面部分支外侧面观(标本)

①颞浅动静脉 Superficial temporal artery and vein
②腮腺　　　　Parotid gland
③胸锁乳突肌 Sternocleidomastoid muscle
④面神经颈支 Cervical branch of facial nerve
⑤咬肌　　　　Masseter muscle
⑥面神经下颌缘支　Marginal mandibular branch of facial nerve
⑦面动脉　　　Facial artery
⑧面静脉　　　Facial vein

⑨面神经颊支　Buccal branches of facial nerve
⑩面神经颧支　Zygomatic branches of facial nerve
⑪面神经颞支　Temporal branches of facial nerve
⑫颞筋膜　　　Temporal fascia
⑬面神经主干　Main trunk of facial nerve
⑭耳后动脉　　Posterior auricular artery
⑮下颌后静脉前支　Anterior branch of retromandibular vein
⑯面总静脉　　Common facial vein
⑰腮腺导管　　Parotid duct

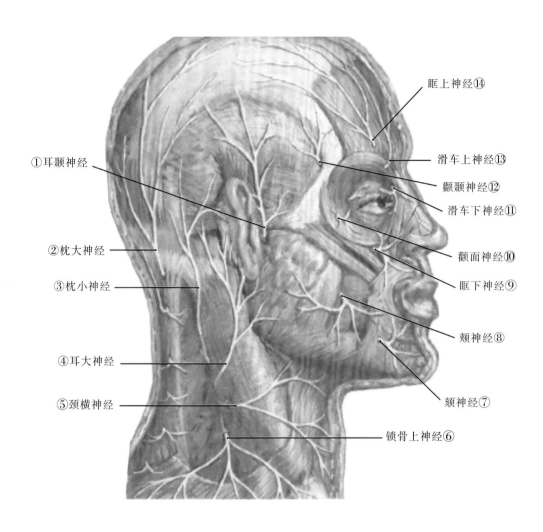

①耳颞神经
②枕大神经
③枕小神经
④耳大神经
⑤颈横神经

眶上神经⑭
滑车上神经⑬
颧颞神经⑫
滑车下神经⑪
颧面神经⑩
眶下神经⑨
颊神经⑧
颏神经⑦
锁骨上神经⑥

图 221　头颈部皮神经外侧面观

①耳颞神经	Auriculotemporal nerve	⑧颊神经	Buccal nerve
②枕大神经	Greater occipital nerve	⑨眶下神经	Infraorbital nerve
③枕小神经	Lesser occipital nerve	⑩颧面神经	Zygomaticofacial nerve
④耳大神经	Great auricular nerve	⑪滑车下神经	Infratrochlear nerve
⑤颈横神经	Transverse cervical nerve	⑫颧颞神经	Zygomaticotemporal nerve
⑥锁骨上神经	Supraclavicular nerves	⑬滑车上神经	Supratrochlear nerve
⑦颏神经	Mental nerve	⑭眶上神经	Supraorbital nerve

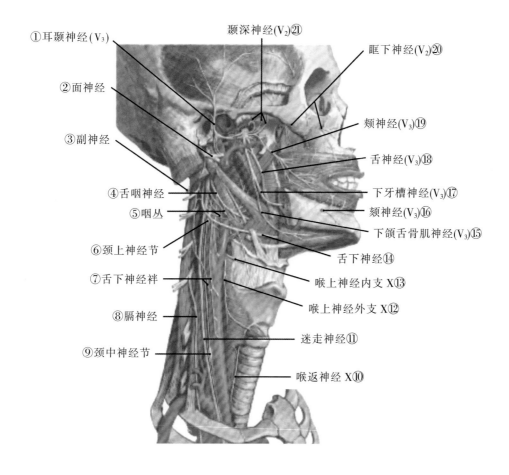

①耳颞神经(V₃)
颞深神经(V₂)㉑
眶下神经(V₂)⑳
②面神经
③副神经
颊神经(V₃)⑲
舌神经(V₃)⑱
④舌咽神经
下牙槽神经(V₃)⑰
⑤咽丛
颏神经(V₃)⑯
下颌舌骨肌神经(V₃)⑮
⑥颈上神经节
舌下神经⑭
⑦舌下神经袢
喉上神经内支 X⑬
喉上神经外支 X⑫
⑧膈神经
迷走神经⑪
⑨颈中神经节
喉返神经 X⑩

图 222　头颈部神经分布外侧面观(1)

①耳颞神经	Auriculotemporal nerve	⑫喉上神经外支	External branch of superior laryngeal nerve
②面神经	Facial nerve	⑬喉上神经内支	Internal branch of superior laryngeal nerve
③副神经	Accessory nerve	⑭舌下神经	Hypoglossal nerve
④舌咽神经	Glossopharyngeal nerve	⑮下颌舌骨肌神经	Mylohyoid nerve
⑤咽丛	Pharyngeal plexus	⑯颏神经	Mental nerve
⑥颈上神经节	Superior cervical ganglion	⑰下牙槽神经	Inferior alveolar nerve
⑦舌下神经袢	Loop of hypoglossal nerve	⑱舌神经	Lingual nerve
⑧膈神经	Phrenic nerve	⑲颊神经	Buccal nerve
⑨颈中神经节	Middle cervical ganglion	⑳眶下神经	Infraorbital nerve
⑩喉返神经	Recurrent laryngeal nerve	㉑颞深神经	Deep temporal nerve
⑪迷走神经	Vagus nerve		

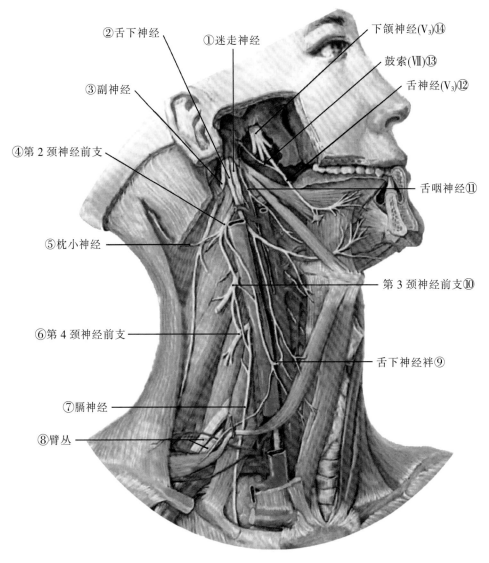

②舌下神经　　　①迷走神经　　　　　下颌神经(V₃)⑭

③副神经　　　　　　　　　　　鼓索(Ⅶ)⑬

　　　　　　　　　　　　　　舌神经(V₃)⑫

④第2颈神经前支

　　　　　　　　　　　　　　　舌咽神经⑪

⑤枕小神经

　　　　　　　　　　　第3颈神经前支⑩

⑥第4颈神经前支

　　　　　　　　　　　舌下神经袢⑨

⑦膈神经

⑧臂丛

图 223　头颈部神经分布外侧面观(2)

①迷走神经	Vagus nerve	⑧臂丛	Brachial plexus
②舌下神经	Hypoglossal nerve	⑨舌下神经袢	Loop of hypoglossal nerve
③副神经	Accessory nerve	⑩第 3 颈神经前支	Ventral ramus of C3 spinal nerve
④第 2 颈神经前支	Ventral ramus of C2 spinal nerve	⑪舌咽神经	Glossopharyngeal nerve
⑤枕小神经	Lesser occipital nerve	⑫舌神经	Lingual nerve
⑥第 4 颈神经前支	Ventral ramus of C4 spinal nerve	⑬鼓索	Chorda tympanic
⑦膈神经	Phrenic nerve	⑭下颌神经	Mandibular nerve

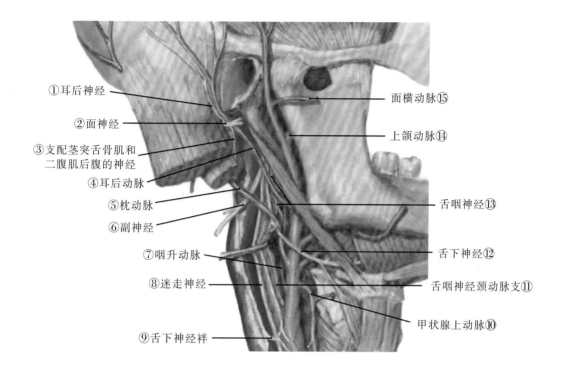

①耳后神经
②面神经
③支配茎突舌骨肌和
　二腹肌后腹的神经
④耳后动脉
⑤枕动脉
⑥副神经
⑦咽升动脉
⑧迷走神经
⑨舌下神经袢

面横动脉⑮
上颌动脉⑭
舌咽神经⑬
舌下神经⑫
舌咽神经颈动脉支⑪
甲状腺上动脉⑩

图 224　头颈部神经分布外侧面观(3)

①耳后神经	Posterior auricular nerve	⑨舌下神经袢	Loop of hypoglossal nerve
②面神经	Facial nerve	⑩甲状腺上动脉	Superior thyroid artery
③支配茎突舌骨肌和二腹肌后腹的神经	Nerve to stylohyoid muscle and posterior belly of digastric muscle	⑪舌咽神经颈动脉支	Carotid branch of glossopharyngeal nerve
④耳后动脉	Posterior auricular artery	⑫舌下神经	Hypoglossal nerve
⑤枕动脉	Occipital artery	⑬舌咽神经	Glossopharyngeal nerve
⑥副神经	Accessory nerve	⑭上颌动脉	Maxillary artery
⑦咽升动脉	Ascending pharyngeal artery	⑮面横动脉	Transverse facial artery
⑧迷走神经	Vagus nerve		

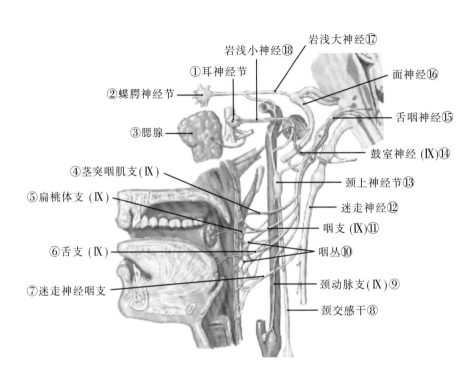

岩浅小神经⑱　岩浅大神经⑰

①耳神经节　　　　　　　　　　　　面神经⑯

②蝶腭神经节

③腮腺　　　　　　　　　　　　　　舌咽神经⑮

④茎突咽肌支(Ⅸ)　　　　　　　　鼓室神经(Ⅸ)⑭

⑤扁桃体支(Ⅸ)　　　　　　　　　颈上神经节⑬

　　　　　　　　　　　　　　　　迷走神经⑫

⑥舌支(Ⅸ)　　　　　　　　　　　咽支(Ⅸ)⑪

　　　　　　　　　　　　　　　　咽丛⑩

⑦迷走神经咽支　　　　　　　　　　颈动脉支(Ⅸ)⑨

　　　　　　　　　　　　　　　　颈交感干⑧

图 225　　舌咽神经(Ⅸ)及其分支示意图

①耳神经节	Auricular ganglion	⑩咽丛	Pharyngeal plexus
②蝶腭神经节	Sphenopalatine ganglion	⑪咽支	Pharyngeal branch
③腮腺	Parotid gland	⑫迷走神经	Vagus nerve
④茎突咽肌支	Stylopharyngeus branch	⑬颈上神经节	Superior cervical ganglion
⑤扁桃体支	Tonsillar branch	⑭鼓室神经	Tympanic nerve
⑥舌支	Lingual branch	⑮舌咽神经	Glossopharyngeal nerve
⑦迷走神经咽支	Pharyngeal branch of vagus nerve	⑯面神经	Facial nerve
⑧颈交感干	Cervical sympathetic trunk	⑰岩浅大神经	Superficial greater petrosal nerve
⑨颈动脉支	Carotid branch	⑱岩浅小神经	Superficial lesser petrosal nerve

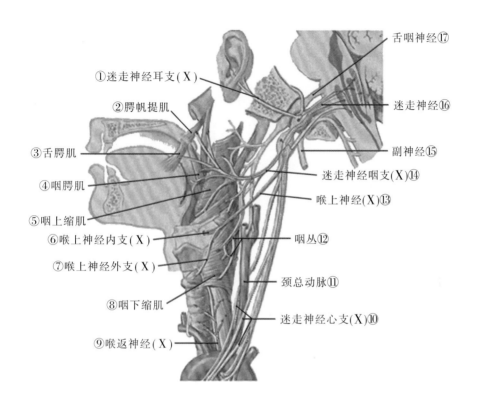

①迷走神经耳支(Ⅹ)
②腭帆提肌
③舌腭肌
④咽腭肌
⑤咽上缩肌
⑥喉上神经内支(Ⅹ)
⑦喉上神经外支(Ⅹ)
⑧咽下缩肌
⑨喉返神经(Ⅹ)

舌咽神经⑰
迷走神经⑯
副神经⑮
迷走神经咽支(Ⅹ)⑭
喉上神经(Ⅹ)⑬
咽丛⑫
颈总动脉⑪
迷走神经心支(Ⅹ)⑩

图 226　迷走神经(Ⅹ)及其分支示意图

①迷走神经耳支	Auricular branch of vagus nerve	⑩迷走神经心支	Cardiac branch of vagus nerve
②腭帆提肌	Levator muscle of palatine velum	⑪颈总动脉	Common carotid artery
③舌腭肌	Palatoglossus muscle	⑫咽丛	Pharyngeal plexus
④咽腭肌	Palatopharyngeal muscle	⑬喉上神经	Superior laryngeal nerve
⑤咽上缩肌	Superior pharyngeal constrictor muscle	⑭迷走神经咽支	Pharyngeal branch of vagus nerve
⑥喉上神经内支	Internal branch of superior laryngeal nerve	⑮副神经	Accessory nerve
⑦喉上神经外支	External branch of superior laryngeal nerve	⑯迷走神经	Vagus nerve
⑧咽下缩肌	Inferior pharyngeal constrictor muscle	⑰舌咽神经	Glossopharyngeal nerve
⑨喉返神经	Recurrent laryngeal nerve		

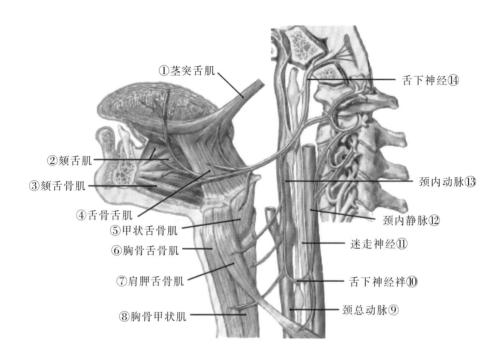

①茎突舌肌
②颏舌肌
③颏舌骨肌
④舌骨舌肌
⑤甲状舌骨肌
⑥胸骨舌骨肌
⑦肩胛舌骨肌
⑧胸骨甲状肌
舌下神经⑭
颈内动脉⑬
颈内静脉⑫
迷走神经⑪
舌下神经袢⑩
颈总动脉⑨

图 227　舌下神经(Ⅻ)及其分支示意图

①茎突舌肌	Styloglossus muscle	⑧胸骨甲状肌	Sternothyroid muscle
②颏舌肌	Genioglossus muscle	⑨颈总动脉	Common carotid artery
③颏舌骨肌	Geniohyoid muscle	⑩舌下神经袢	Loop of hypoglossal nerve
④舌骨舌肌	Hyoglossus muscle	⑪迷走神经	Vagus nerve
⑤甲状舌骨肌	Thyrohyoid muscle	⑫颈内静脉	Internal jugular vein
⑥胸骨舌骨肌	Sternohyoid muscle	⑬颈内动脉	Internal carotid artery
⑦肩胛舌骨肌	Omohyoid muscle	⑭舌下神经	Hypoglossal nerve

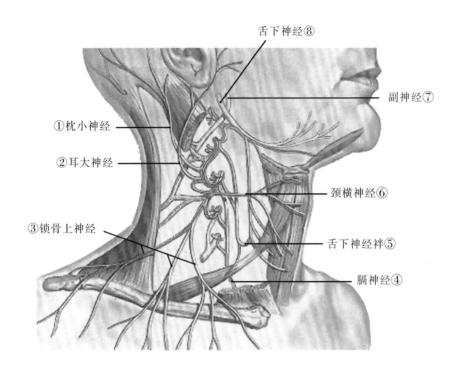

图 228　颈丛及其分支示意图

①枕小神经	Lesser occipital nerve	⑤舌下神经袢	Loop of hypoglossal nerve
②耳大神经	Great auricular nerve	⑥颈横神经	Transverse cervical nerve
③锁骨上神经	Supraclavicular nerves	⑦副神经	Accessory nerve
④膈神经	Phrenic nerve	⑧舌下神经	Hypoglossal nerve

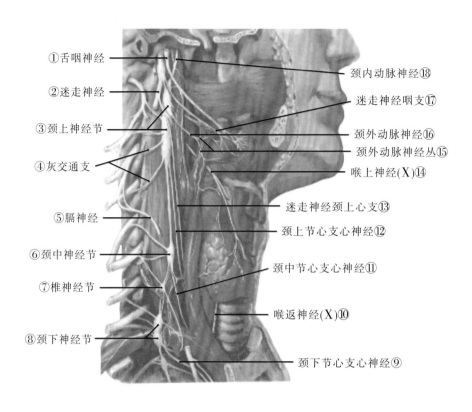

①舌咽神经
②迷走神经
③颈上神经节
④灰交通支
⑤膈神经
⑥颈中神经节
⑦椎神经节
⑧颈下神经节

颈内动脉神经⑱
迷走神经咽支⑰
颈外动脉神经⑯
颈外动脉神经丛⑮
喉上神经(Ⅹ)⑭
迷走神经颈上心支⑬
颈上节心支心神经⑫
颈中节心支心神经⑪
喉返神经(Ⅹ)⑩
颈下节心支心神经⑨

图 229　颈交感干及其分支外侧面观

①舌咽神经	Glossopharyngeal nerve	⑪颈中节心支心神经	Middle cervical sympathetic cardiac nerve
②迷走神经	Vagus nerve	⑫颈上节心支心神经	Superior cervical sympathetic cardiac nerve
③颈上神经节	Superior cervical ganglion		
④灰交通支	Grey communicating branch	⑬迷走神经颈上心支	Superior cervical cardiac branch of vagus nerve
⑤膈神经	Phrenic nerve	⑭喉上神经	Superior laryngeal nerve
⑥颈中神经节	Middle cervical ganglion	⑮颈外动脉神经丛	External carotid plexus
⑦椎神经节	Vertebral ganglion	⑯颈外动脉神经	External carotid nerve
⑧颈下神经节	Inferior cervical ganglion	⑰迷走神经咽支	Pharyngeal branch of vagus nerve
⑨颈下节心支心神经	Inferior cervical sympathetic cardiac nerve	⑱颈内动脉神经	Internal carotid nerve
⑩喉返神经	Recurrent laryngeal nerve		

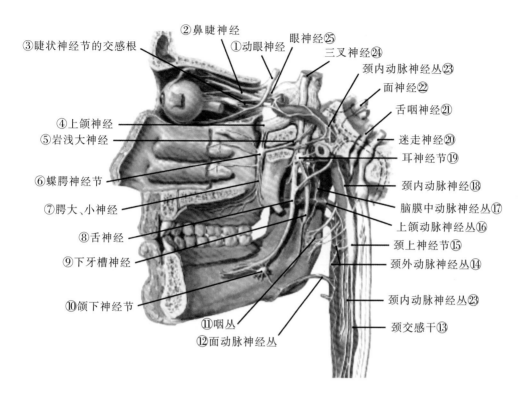

②鼻睫神经
眼神经㉕
①动眼神经
③睫状神经节的交感根
三叉神经㉔
颈内动脉神经丛㉓
面神经㉒
舌咽神经㉑
④上颌神经
⑤岩浅大神经
迷走神经⑳
耳神经节⑲
⑥蝶腭神经节
颈内动脉神经⑱
⑦腭大、小神经
脑膜中动脉神经丛⑰
上颌动脉神经丛⑯
⑧舌神经
颈上神经节⑮
⑨下牙槽神经
颈外动脉神经丛⑭
⑩颌下神经节
颈内动脉神经丛㉓
颈交感干⑬
⑪咽丛
⑫面动脉神经丛

图 230　自主神经在头颈部的分布示意图

①动眼神经	Oculomotor nerve	⑭颈外动脉神经丛	External carotid plexus
②鼻睫神经	Nasociliary nerve	⑮颈上神经节	Superior cervical ganglion
③睫状神经节的交感根	Sympathetic root of ciliary ganglion	⑯上颌动脉神经丛	Internal maxillary plexus
④上颌神经	Maxillary nerve	⑰脑膜中动脉神经丛	Middle meningeal plexus
⑤岩浅大神经	Superficial greater petrosal nerve	⑱颈内动脉神经	Internal carotid nerve
⑥蝶腭神经节	Sphenopalatine ganglion	⑲耳神经节	Auricular ganglion
⑦腭大、小神经	Greater and lesser palatine nerve	⑳迷走神经	Vagus nerve
⑧舌神经	Lingual nerve	㉑舌咽神经	Glossopharyngeal nerve
⑨下牙槽神经	Inferior alveolar nerve	㉒面神经	Facial nerve
⑩颌下神经节	Submandibular ganglion	㉓颈内动脉神经丛	Internal carotid plexus
⑪咽丛	Pharyngeal plexus	㉔三叉神经	Trigeminal nerve
⑫面动脉神经丛	External maxillary plexus	㉕眼神经	Ophthalmic nerve
⑬颈交感干	Cervical sympathetic trunk		

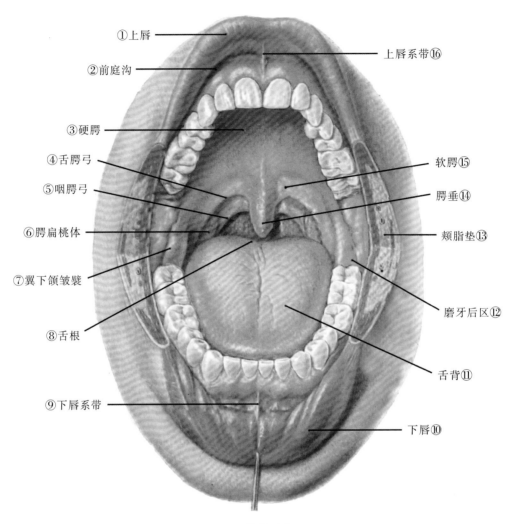

口腔前面观

图 231 口腔

①上唇	Upper lip	⑨下唇系带	Frenulum of lower lip
②前庭沟	Vestibular groove	⑩下唇	Lower lip
③硬腭	Hard palate	⑪舌背	Dorsum of tongue
④舌腭弓	Palatoglossus arch	⑫磨牙后区	Retromolar area
⑤咽腭弓	Palatopharyngeal arch	⑬颊脂垫	Buccal pad
⑥腭扁桃体	Palatine tonsil	⑭腭垂	Uvula
⑦翼下颌皱襞	Pterygomandibular fold	⑮软腭	Soft palate
⑧舌根	Root of tongue	⑯上唇系带	Frenulum of upper lip

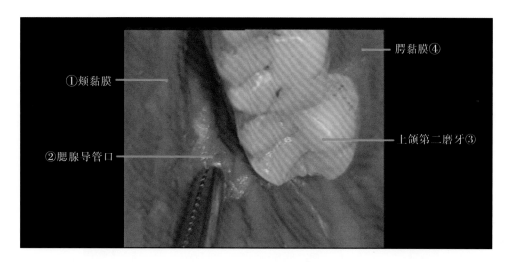

图 232　腮腺导管口(标本)

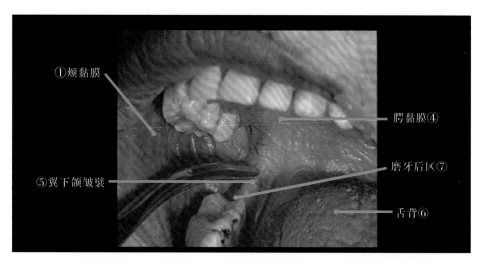

图 233　口腔内观(标本)

①颊黏膜	Mucosa of cheek	⑤翼下颌皱襞	Pterygomandibular fold
②腮腺导管口	Opening of parotid duct	⑥舌背	Dorsum of tongue
③上颌第二磨牙	Maxillary second molar	⑦磨牙后区	Retromolar area
④腭黏膜	Mucosa of palate		

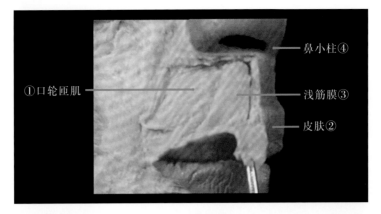

①口轮匝肌

鼻小柱④
浅筋膜③
皮肤②

图 234　唇的层次(标本)

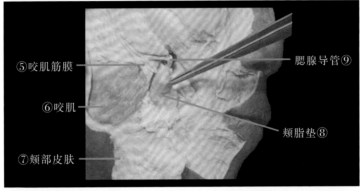

⑤咬肌筋膜

⑥咬肌

⑦颊部皮肤

腮腺导管⑨

颊脂垫⑧

图 235　面部外侧面观(标本)

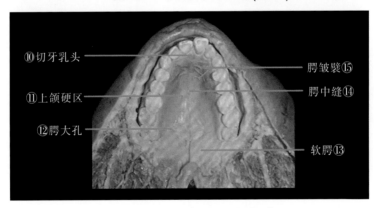

⑩切牙乳头

⑪上颌硬区

⑫腭大孔

腭皱襞⑮
腭中缝⑭

软腭⑬

图 236　腭部下面观(标本)

①口轮匝肌	Orbicularis oris	⑨腮腺导管	Parotid duct
②皮肤	Skin	⑩切牙乳头	Incisive papilla
③浅筋膜	Superficial fascia	⑪上颌硬区	Hard area of maxilla
④鼻小柱	Columella nasi	⑫腭大孔	Greater palatine foramen
⑤咬肌筋膜	Masseteric fascia	⑬软腭	Soft palate
⑥咬肌	Masseter muscle	⑭腭中缝	Palatine raphe
⑦颊部皮肤	Skin of cheek	⑮腭皱襞	Palatine folds
⑧颊脂垫	Buccal pad		

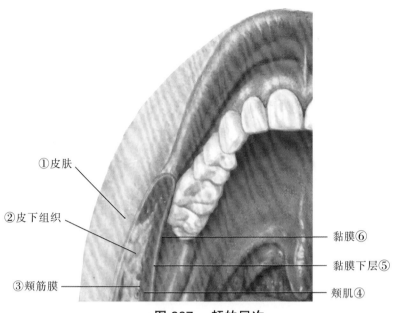

①皮肤

②皮下组织

③颊筋膜

黏膜⑥

黏膜下层⑤

颊肌④

图 237　颊的层次

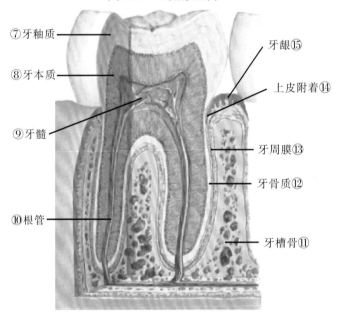

⑦牙釉质

⑧牙本质

⑨牙髓

⑩根管

牙龈⑮

上皮附着⑭

牙周膜⑬

牙骨质⑫

牙槽骨⑪

图 238　牙齿及牙周组织

①皮肤	Skin	⑨牙髓	Dental pulp
②皮下组织	Subcutaneous tissue	⑩根管	Root canal
③颊筋膜	Buccal fascia	⑪牙槽骨	Alveolar bone
④颊肌	Buccinator muscle	⑫牙骨质	Cementum
⑤黏膜下层	Submucosa	⑬牙周膜	Periodontal membrane
⑥黏膜	Mucosa	⑭上皮附着	Epithelial attachment
⑦牙釉质	Enamel	⑮牙龈	Gum
⑧牙本质	Dentin		

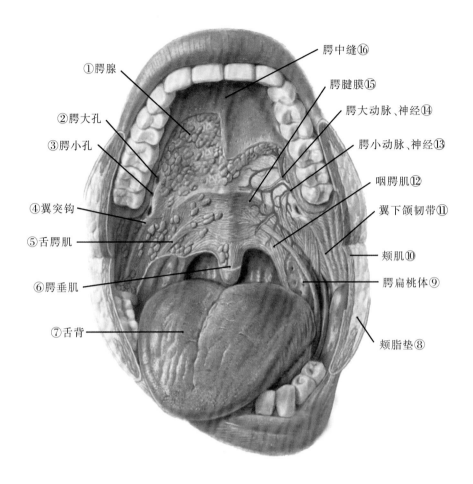

①腭腺
②腭大孔
③腭小孔
④翼突钩
⑤舌腭肌
⑥腭垂肌
⑦舌背

腭中缝⑯
腭腱膜⑮
腭大动脉、神经⑭
腭小动脉、神经⑬
咽腭肌⑫
翼下颌韧带⑪
颊肌⑩
腭扁桃体⑨
颊脂垫⑧

图 239　腭前面观

①腭腺	Palatine glands	⑨腭扁桃体	Palatine tonsil
②腭大孔	Greater palatine foramen	⑩颊肌	Buccinator muscle
③腭小孔	Lesser palatine foramen	⑪翼下颌韧带	Pterygomandibular ligament
④翼突钩	Pterygoid hamulus	⑫咽腭肌	Palatopharyngeal muscle
⑤舌腭肌	Palatoglossus muscle	⑬腭小动脉、神经	Lesser palatine artery and nerve
⑥腭垂肌	Uvular muscle	⑭腭大动脉、神经	Greater palatine artery and nerve
⑦舌背	Dorsum of tongue	⑮腭腱膜	Palatine aponeurosis
⑧颊脂垫	Buccal pad	⑯腭中缝	Palatine raphe

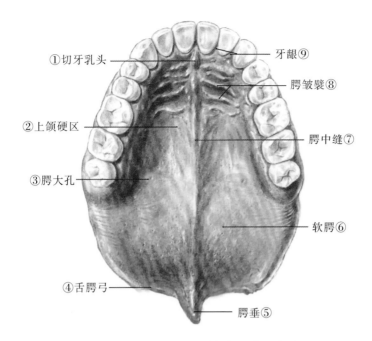

图 240　腭的主要表面标志

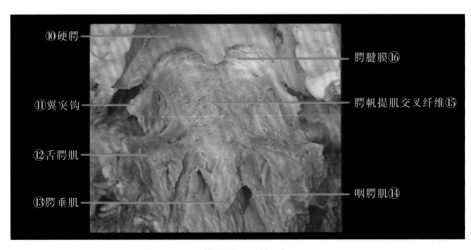

图 241　软腭肌层(标本)

①切牙乳头	Incisive papilla	⑩硬腭	Hard palate
②上颌硬区	Hard area of maxilla	⑪翼突钩	Pterygoid hamulus
③腭大孔	Greater palatine foramen	⑫舌腭肌	Palatoglossus muscle
④舌腭弓	Palatoglossus arch	⑬腭垂肌	Uvular muscle
⑤腭垂	Uvula	⑭咽腭肌	Palatopharyngeal muscle
⑥软腭	Soft palate	⑮腭帆提肌交叉纤维	Interdigitating fibers of levator muscle of palatine velum
⑦腭中缝	Palatine raphe		
⑧腭皱襞	Palatine folds	⑯腭腱膜	Palatine aponeurosis
⑨牙龈	Gum		

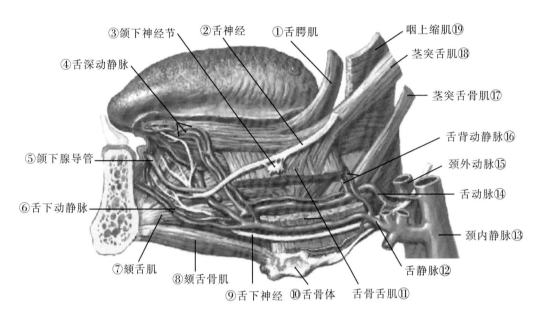

③颌下神经节　②舌神经　①舌腭肌　咽上缩肌⑲
④舌深动静脉　茎突舌肌⑱
茎突舌骨肌⑰
舌背动静脉⑯
⑤颌下腺导管　颈外动脉⑮
舌动脉⑭
⑥舌下动静脉　颈内静脉⑬
⑦颏舌肌　⑧颏舌骨肌　⑨舌下神经　⑩舌骨体　舌骨舌肌⑪　舌静脉⑫

图 242　舌下区的血管与神经

①舌腭肌	Palatoglossus muscle	⑪舌骨舌肌	Hyoglossus muscle
②舌神经	Lingual nerve	⑫舌静脉	Lingual vein
③颌下神经节	Submandibular ganglion	⑬颈内静脉	Internal jugular vein
④舌深动静脉	Deep lingual artery and vein	⑭舌动脉	Lingual artery
⑤颌下腺导管	Submandibular duct	⑮颈外动脉	External carotid artery
⑥舌下动静脉	Sublingual artery and vein	⑯舌背动静脉	Dorsal lingual artery and vein
⑦颏舌肌	Genioglossus muscle	⑰茎突舌骨肌	Stylohyoid muscle
⑧颏舌骨肌	Geniohyoid muscle	⑱茎突舌肌	Styloglossus muscle
⑨舌下神经	Hypoglossal nerve	⑲咽上缩肌	Superior pharyngeal constrictor muscle
⑩舌骨体	Body of hyoid bone		

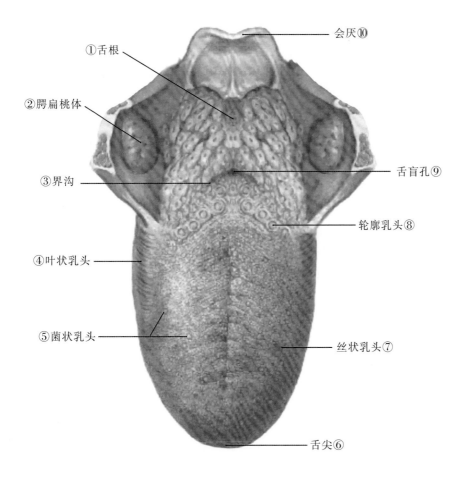

①舌根
②腭扁桃体
③界沟
④叶状乳头
⑤菌状乳头
会厌⑩
舌盲孔⑨
轮廓乳头⑧
丝状乳头⑦
舌尖⑥

图 243　舌背上面观

①舌根	Root of tongue	⑥舌尖	Apex of tongue
②腭扁桃体	Palatine tonsil	⑦丝状乳头	Filiform papillae
③界沟	Terminal groove	⑧轮廓乳头	Vallate papillae
④叶状乳头	Foliate papillae	⑨舌盲孔	Foramen cecum of tongue
⑤菌状乳头	Fungiform papillae	⑩会厌	Epiglottis

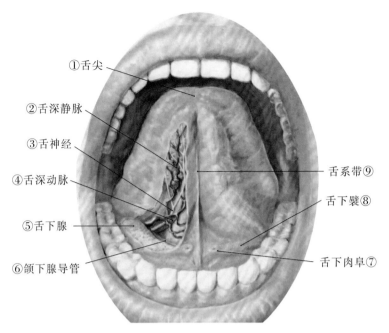

①舌尖
②舌深静脉
③舌神经
④舌深动脉
⑤舌下腺
⑥颌下腺导管

舌系带⑨
舌下襞⑧
舌下肉阜⑦

图 244　舌腹(前面观)

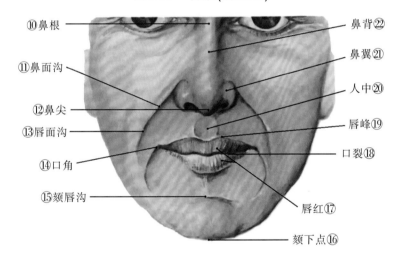

⑩鼻根
⑪鼻面沟
⑫鼻尖
⑬唇面沟
⑭口角
⑮颏唇沟

鼻背㉒
鼻翼㉑
人中⑳
唇峰⑲
口裂⑱
唇红⑰
颏下点⑯

图 245　颌面部部分表面解剖标志前面观

①舌尖	Apex of tongue	⑫鼻尖	Apex of nose
②舌深静脉	Deep lingual vein	⑬唇面沟	Labial sulcus
③舌神经	Lingual nerve	⑭口角	Angle of mouth
④舌深动脉	Deep lingual artery	⑮颏唇沟	Mentolabial sulcus
⑤舌下腺	Sublingual gland	⑯颏下点	Gnathion
⑥颌下腺导管	Submandibular duct	⑰唇红	Vermilion
⑦舌下肉阜	Sublingual caruncle	⑱口裂	Oral fissure
⑧舌下襞	Sublingual fold	⑲唇峰	Labial peak
⑨舌系带	Frenulum of tongue	⑳人中	Philtrum
⑩鼻根	Nasal root	㉑鼻翼	Nasal ala
⑪鼻面沟	Nasal sulcus	㉒鼻背	Nasal dorsum

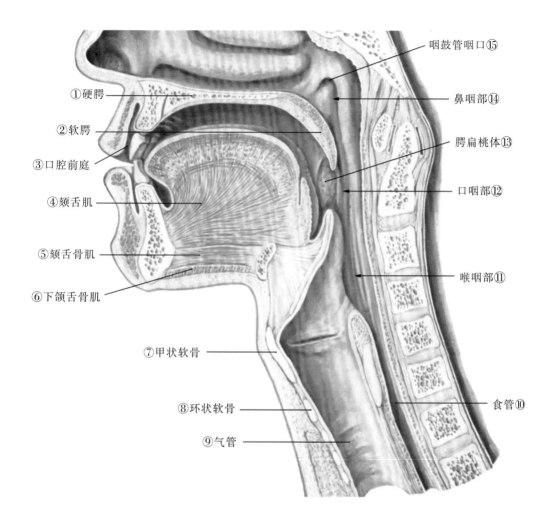

图 246　咽正中矢状面观

①硬腭	Hard palate	⑨气管	Trachea
②软腭	Soft palate	⑩食管	Esophagus
③口腔前庭	Oral vestibule	⑪喉咽部	Laryngopharynx
④颏舌肌	Genioglossus muscle	⑫口咽部	Oropharynx
⑤颏舌骨肌	Geniohyoid muscle	⑬腭扁桃体	Palatine tonsil
⑥下颌舌骨肌	Mylohyoid muscle	⑭鼻咽部	Nasopharynx
⑦甲状软骨	Thyroid cartilage	⑮咽鼓管咽口	Pharyngeal opening of auditory tube
⑧环状软骨	Cricoid cartilage		

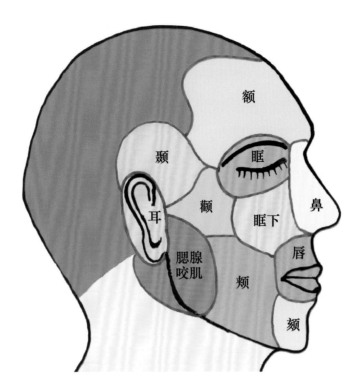

图 247   面部分区

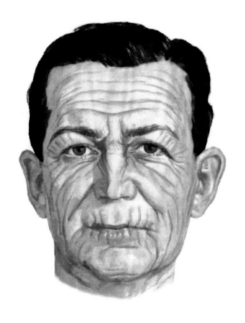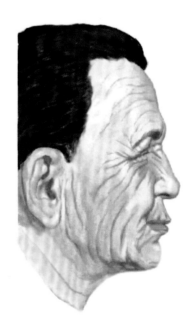

图 248   颌面部皮肤皱纹

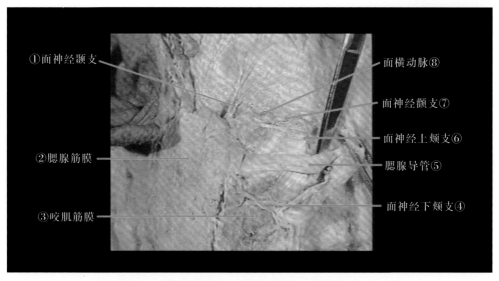

图 249 面神经分支与腮腺的关系外侧面观(标本)

①面神经颞支
②腮腺筋膜
③咬肌筋膜

面横动脉⑧
面神经颧支⑦
面神经上颊支⑥
腮腺导管⑤
面神经下颊支④

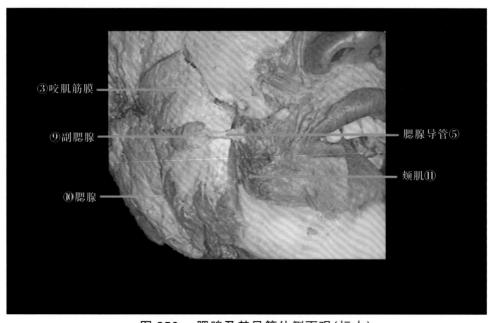

图 250 腮腺及其导管外侧面观(标本)

③咬肌筋膜
⑨副腮腺
⑩腮腺

腮腺导管⑤
颊肌⑪

①面神经颞支	Temporal branches of facial nerve	⑦面神经颧支	Zygomatic branches of facial nerve
②腮腺筋膜	Parotid fascia	⑧面横动脉	Transverse facial artery
③咬肌筋膜	Masseteric fascia	⑨副腮腺	Accessory parotid gland
④面神经下颊支	Inferior buccal branches of facial nerve	⑩腮腺	Parotid gland
⑤腮腺导管	Parotid duct	⑪颊肌	Buccinator muscle
⑥面神经上颊支	Superior buccal branches of facial nerve		

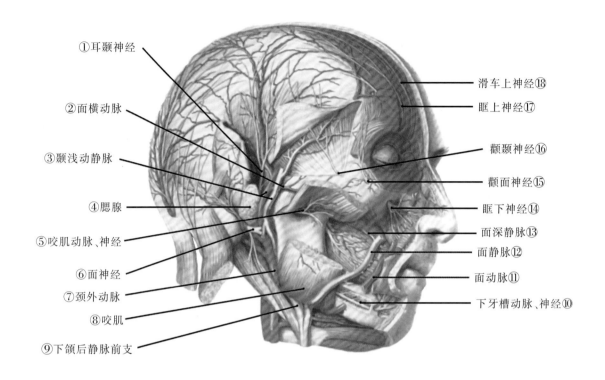

①耳颞神经

②面横动脉

③颞浅动静脉

④腮腺

⑤咬肌动脉、神经

⑥面神经

⑦颈外动脉

⑧咬肌

⑨下颌后静脉前支

滑车上神经⑱

眶上神经⑰

颧颞神经⑯

颧面神经⑮

眶下神经⑭

面深静脉⑬

面静脉⑫

面动脉⑪

下牙槽动脉、神经⑩

图 251　面部外侧面观(1)

①耳颞神经	Auriculotemporal nerve	⑩下牙槽动脉、神经	Inferior alveolar artery and nerve
②面横动脉	Transverse facial artery	⑪面动脉	Facial artery
③颞浅动静脉	Superficial temporal artery and vein	⑫面静脉	Facial vein
④腮腺	Parotid gland	⑬面深静脉	Deep facial vein
⑤咬肌动脉、神经	Masseteric artery and nerve	⑭眶下神经	Infraorbital nerve
⑥面神经	Facial nerve	⑮颧面神经	Zygomaticofacial nerve
⑦颈外动脉	External carotid artery	⑯颧颞神经	Zygomaticotemporal nerve
⑧咬肌	Masseter muscle	⑰眶上神经	Supraorbital nerve
⑨下颌后静脉前支	Anterior branch of retromandibular vein	⑱滑车上神经	Supratrochlear nerve

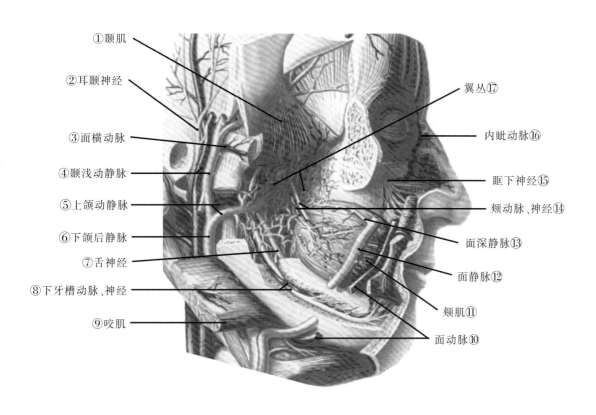

① 颞肌
② 耳颞神经
③ 面横动脉
④ 颞浅动静脉
⑤ 上颌动静脉
⑥ 下颌后静脉
⑦ 舌神经
⑧ 下牙槽动脉、神经
⑨ 咬肌
翼丛⑰
内眦动脉⑯
眶下神经⑮
颊动脉、神经⑭
面深静脉⑬
面静脉⑫
颊肌⑪
面动脉⑩

图 252　面部外侧面观（2）

①颞肌	Temporal muscle	⑩面动脉	Facial artery
②耳颞神经	Auriculotemporal nerve	⑪颊肌	Buccinator muscle
③面横动脉	Transverse facial artery	⑫面静脉	Facial vein
④颞浅动静脉	Superficial temporal artery and vein	⑬面深静脉	Deep facial vein
⑤上颌动静脉	Maxillary artery and vein	⑭颊动脉、神经	Buccal artery and nerve
⑥下颌后静脉	Retromandibular vein	⑮眶下神经	Infraorbital nerve
⑦舌神经	Lingual nerve	⑯内眦动脉	Angular artery
⑧下牙槽动脉、神经	Inferior alveolar artery and nerve	⑰翼丛	Pterygoid plexus
⑨咬肌	Masseter muscle		

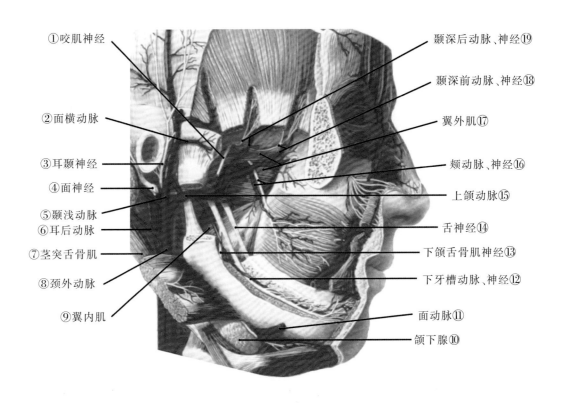

①咬肌神经
②面横动脉
③耳颞神经
④面神经
⑤颞浅动脉
⑥耳后动脉
⑦茎突舌骨肌
⑧颈外动脉
⑨翼内肌

颞深后动脉、神经⑲
颞深前动脉、神经⑱
翼外肌⑰
颊动脉、神经⑯
上颌动脉⑮
舌神经⑭
下颌舌骨肌神经⑬
下牙槽动脉、神经⑫
面动脉⑪
颌下腺⑩

图 253　面部外侧面观(3)

①咬肌神经	Masseteric nerve	⑪面动脉	Facial artery
②面横动脉	Transverse facial artery	⑫下牙槽动脉、神经	Inferior alveolar artery and nerve
③耳颞神经	Auriculotemporal nerve	⑬下颌舌骨肌神经	Mylohyoid nerve
④面神经	Facial nerve	⑭舌神经	Lingual nerve
⑤颞浅动脉	Superficial temporal artery	⑮上颌动脉	Maxillary artery
⑥耳后动脉	Posterior auricular artery	⑯颊动脉、神经	Buccal artery and nerve
⑦茎突舌骨肌	Stylohyoid muscle	⑰翼外肌	Lateral pterygoid muscle
⑧颈外动脉	External carotid artery	⑱颞深前动脉、神经	Anterior deep temporal artery and nerve
⑨翼内肌	Medial pterygoid muscle	⑲颞深后动脉、神经	Posterior deep temporal artery and nerve
⑩颌下腺	Submandibular gland		

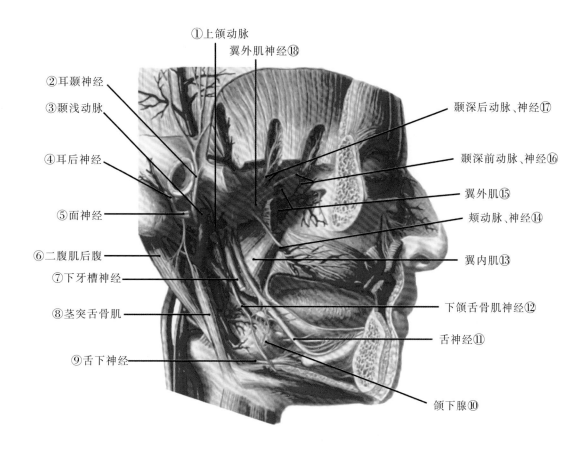

图 254　面部外侧面观(4)

①上颌动脉	Maxillary artery	⑩颌下腺	Submandibular gland
②耳颞神经	Auriculotemporal nerve	⑪舌神经	Lingual nerve
③颞浅动脉	Superficial temporal artery	⑫下颌舌骨肌神经	Mylohyoid nerve
④耳后神经	Posterior auricular nerve	⑬翼内肌	Medial pterygoid muscle
⑤面神经	Facial nerve	⑭颊动脉、神经	Buccal artery and nerve
⑥二腹肌后腹	Posterior belly of digastric muscle	⑮翼外肌	Lateral pterygoid muscle
⑦下牙槽神经	Inferior alveolar nerve	⑯颞深前动脉、神经	Anterior deep temporal artery and nerve
⑧茎突舌骨肌	Stylohyoid muscle	⑰颞深后动脉、神经	Posterior deep temporal artery and nerve
⑨舌下神经	Hypoglossal nerve	⑱翼外肌神经	Lateral pterygoid nerve

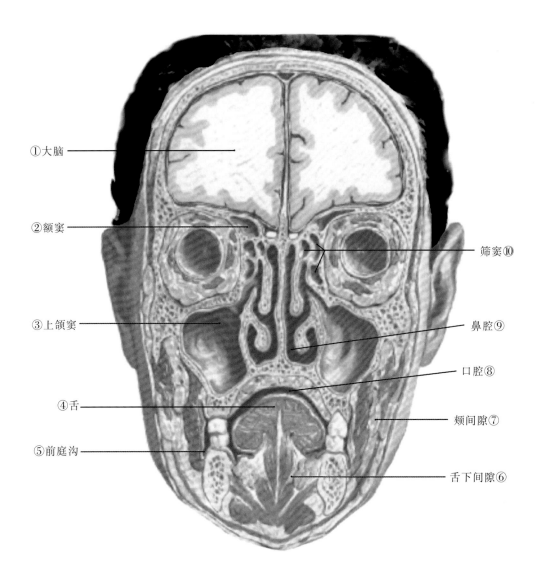

① 大脑

② 额窦

③ 上颌窦

④ 舌

⑤ 前庭沟

筛窦 ⑩

鼻腔 ⑨

口腔 ⑧

颊间隙 ⑦

舌下间隙 ⑥

图 255   头部腔窦及部分间隙冠状切面

① 大脑	Cerebrum	⑥ 舌下间隙	Sublingual space
② 额窦	Frontal sinus	⑦ 颊间隙	Buccal space
③ 上颌窦	Maxillary sinus	⑧ 口腔	Oral cavity
④ 舌	Tongue	⑨ 鼻腔	Nasal cavity
⑤ 前庭沟	Vestibular groove	⑩ 筛窦	Ethmoidal sinus

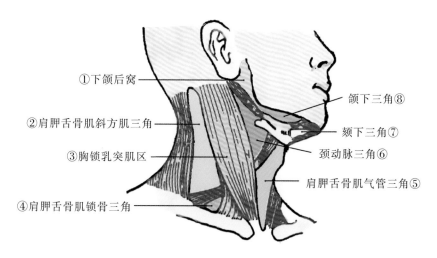

图 256　颈部的分区

①下颌后窝　　　　　　Posterior fossa of mandible
②肩胛舌骨肌斜方肌三角　Omohyoid-trapezius
　　　　　　　　　　　triangle
③胸锁乳突肌区　　　　Sternocleidomastoid region
④肩胛舌骨肌锁骨三角　Omohyoid-clavicle triangle

⑤肩胛舌骨肌气管三角　Omohyoid-trachea triangle
⑥颈动脉三角　　　　Carotid triangle
⑦颏下三角　　　　　Submental triangle
⑧颌下三角　　　　　Submandibular triangle

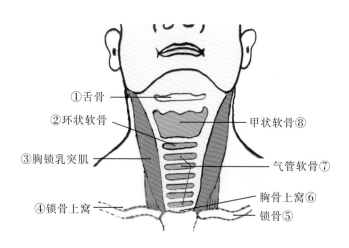

图 257　颈部体表标志

①舌骨　　　　Hyoid bone
②环状软骨　　Cricoid cartilage
③胸锁乳突肌　Sternocleidomastoid muscle
④锁骨上窝　　Supraclavicular fossa

⑤锁骨　　　　Clavicle
⑥胸骨上窝　　Suprasternal fossa
⑦气管软骨　　Tracheal cartilages
⑧甲状软骨　　Thyroid cartilage

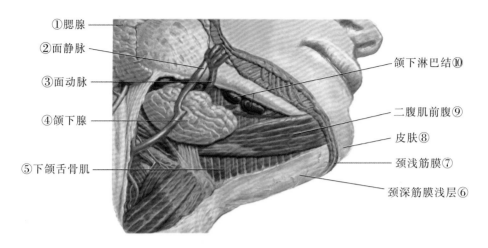

①腮腺
②面静脉
③面动脉
④颌下腺
⑤下颌舌骨肌
颌下淋巴结⑩
二腹肌前腹⑨
皮肤⑧
颈浅筋膜⑦
颈深筋膜浅层⑥

图 258　颌下区外下面观(1)

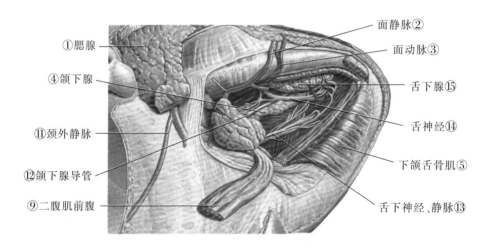

①腮腺
④颌下腺
⑪颈外静脉
⑫颌下腺导管
⑨二腹肌前腹
面静脉②
面动脉③
舌下腺⑮
舌神经⑭
下颌舌骨肌⑤
舌下神经、静脉⑬

图 259　颌下区外下面观(2)

①腮腺	Parotid gland	⑨二腹肌前腹	Anterior belly of digastric muscle
②面静脉	Facial vein	⑩颌下淋巴结	Submandibular lymph nodes
③面动脉	Facial artery	⑪颈外静脉	External jugular vein
④颌下腺	Submandibular gland	⑫颌下腺导管	Submandibular duct
⑤下颌舌骨肌	Mylohyoid muscle	⑬舌下神经、静脉	Hypoglossal nerve and vein
⑥颈深筋膜浅层	Investing layer of (deep) cervical fascia	⑭舌神经	Lingual nerve
⑦颈浅筋膜	Superficial cervical fascia	⑮舌下腺	Sublingual gland
⑧皮肤	Skin		

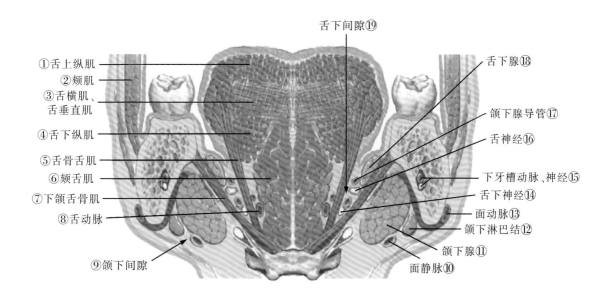

图 260 舌下、颌下间隙的内容及毗邻冠状切面观

①舌上纵肌	Superior longitudinal muscle of tongue	⑪颌下腺	Submandibular gland
②颊肌	Buccinator muscle	⑫颌下淋巴结	Submandibular lymph nodes
③舌横肌、舌垂直肌	Transverse and vertical muscles of tongue	⑬面动脉	Facial artery
④舌下纵肌	Inferior longitudinal muscle of tongue	⑭舌下神经	Hypoglossal nerve
⑤舌骨舌肌	Hyoglossus muscle	⑮下牙槽动脉、神经	Inferior alveolar artery and nerve
⑥颏舌肌	Genioglossus muscle	⑯舌神经	Lingual nerve
⑦下颌舌骨肌	Mylohyoid muscle	⑰颌下腺导管	Submandibular duct
⑧舌动脉	Lingual artery	⑱舌下腺	Sublingual gland
⑨颌下间隙	Submandibular space	⑲舌下间隙	Sublingual space
⑩面静脉	Facial vein		

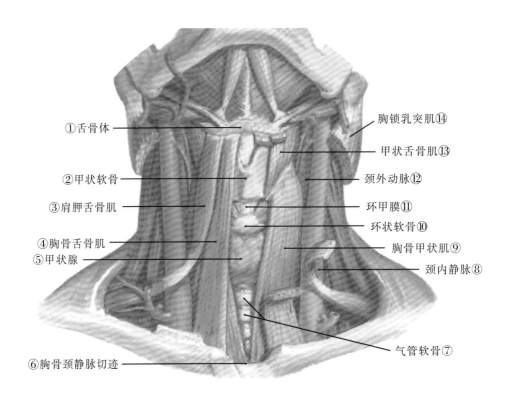

①舌骨体
②甲状软骨
③肩胛舌骨肌
④胸骨舌骨肌
⑤甲状腺
⑥胸骨颈静脉切迹

胸锁乳突肌⑭
甲状舌骨肌⑬
颈外动脉⑫
环甲膜⑪
环状软骨⑩
胸骨甲状肌⑨
颈内静脉⑧
气管软骨⑦

图 261　气管颈段及其毗邻前面观

①舌骨体	Body of hyoid bone	⑧颈内静脉	Internal jugular vein
②甲状软骨	Thyroid cartilage	⑨胸骨甲状肌	Sternothyroid muscle
③肩胛舌骨肌	Omohyoid muscle	⑩环状软骨	Cricoid cartilage
④胸骨舌骨肌	Sternohyoid muscle	⑪环甲膜	Cricothyroid membrane
⑤甲状腺	Thyroid gland	⑫颈外动脉	External carotid artery
⑥胸骨颈静脉切迹	Jugular notch of sternum	⑬甲状舌骨肌	Thyrohyoid muscle
⑦气管软骨	Tracheal cartilages	⑭胸锁乳突肌	Sternocleidomastoid muscle

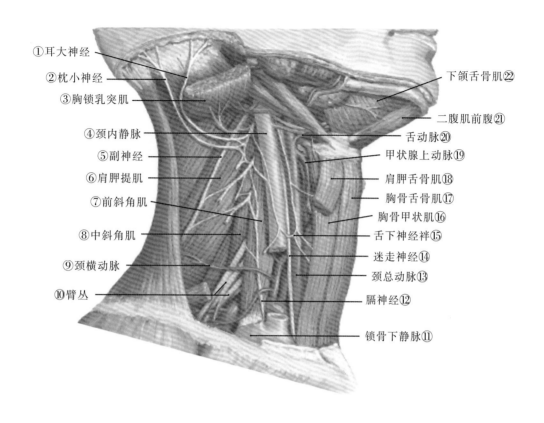

①耳大神经
②枕小神经
③胸锁乳突肌
④颈内静脉
⑤副神经
⑥肩胛提肌
⑦前斜角肌
⑧中斜角肌
⑨颈横动脉
⑩臂丛
⑪锁骨下静脉

下颌舌骨肌㉒
二腹肌前腹㉑
舌动脉⑳
甲状腺上动脉⑲
肩胛舌骨肌⑱
胸骨舌骨肌⑰
胸骨甲状肌⑯
舌下神经袢⑮
迷走神经⑭
颈总动脉⑬
膈神经⑫

图 262　颈深部外侧面观

①耳大神经	Great auricular nerve	⑫膈神经	Phrenic nerve
②枕小神经	Lesser occipital nerve	⑬颈总动脉	Common carotid artery
③胸锁乳突肌	Sternocleidomastoid muscle	⑭迷走神经	Vagus nerve
④颈内静脉	Internal jugular vein	⑮舌下神经袢	Loop of hypoglossal nerve
⑤副神经	Accessory nerve	⑯胸骨甲状肌	Sternothyroid muscle
⑥肩胛提肌	Levator muscle of scapula	⑰胸骨舌骨肌	Sternohyoid muscle
⑦前斜角肌	Anterior scalene muscle	⑱肩胛舌骨肌	Omohyoid muscle
⑧中斜角肌	Middle scalene muscle	⑲甲状腺上动脉	Superior thyroid artery
⑨颈横动脉	Transverse cervical artery	⑳舌动脉	Lingual artery
⑩臂丛	Brachial plexus	㉑二腹肌前腹	Anterior belly of digastric muscle
⑪锁骨下静脉	Subclavian vein	㉒下颌舌骨肌	Mylohyoid muscle

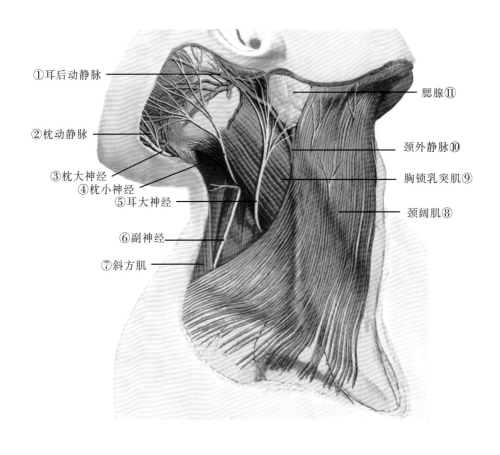

①耳后动静脉

②枕动静脉

③枕大神经
④枕小神经
⑤耳大神经

⑥副神经

⑦斜方肌

腮腺⑪

颈外静脉⑩

胸锁乳突肌⑨

颈阔肌⑧

图 263　颈部外侧面观(1)

①耳后动静脉	Posterior auricular artery and vein	⑦斜方肌	Trapezius muscle
②枕动静脉	Occipital artery and vein	⑧颈阔肌	Platysma muscle
③枕大神经	Greater occipital nerve	⑨胸锁乳突肌	Sternocleidomastoid muscle
④枕小神经	Lesser occipital nerve	⑩颈外静脉	External jugular vein
⑤耳大神经	Great auricular nerve	⑪腮腺	Parotid gland
⑥副神经	Accessory nerve		

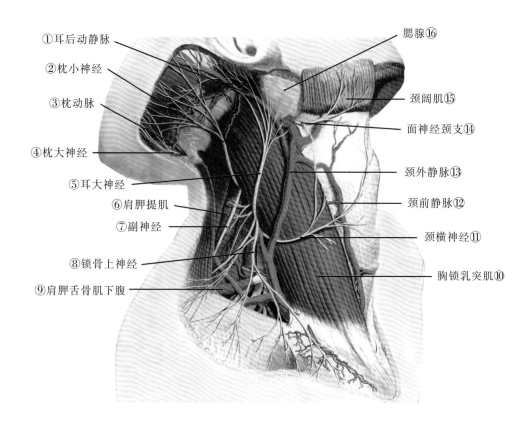

①耳后动静脉　　　　　　　　　　　　　　　　　　　腮腺⑯

②枕小神经

③枕动脉　　　　　　　　　　　　　　　　　　　颈阔肌⑮

　　　　　　　　　　　　　　　　　　　　　　　面神经颈支⑭

④枕大神经

⑤耳大神经　　　　　　　　　　　　　　　　　颈外静脉⑬

⑥肩胛提肌　　　　　　　　　　　　　　　　　颈前静脉⑫

⑦副神经

　　　　　　　　　　　　　　　　　　　　　颈横神经⑪

⑧锁骨上神经

　　　　　　　　　　　　　　　　　　　胸锁乳突肌⑩

⑨肩胛舌骨肌下腹

图 264　颈部外侧面观(2)

①耳后动静脉	Posterior auricular artery and vein	⑨肩胛舌骨肌下腹	Inferior belly of omohyoid muscle
②枕小神经	Lesser occipital nerve	⑩胸锁乳突肌	Sternocleidomastoid muscle
③枕动脉	Occipital artery	⑪颈横神经	Transverse cervical nerve
④枕大神经	Greater occipital nerve	⑫颈前静脉	Anterior jugular vein
⑤耳大神经	Great auricular nerve	⑬颈外静脉	External jugular vein
⑥肩胛提肌	Levator muscle of scapula	⑭面神经颈支	Cervical branch of facial nerve
⑦副神经	Accessory nerve	⑮颈阔肌	Platysma muscle
⑧锁骨上神经	Supraclavicular nerves	⑯腮腺	Parotid gland

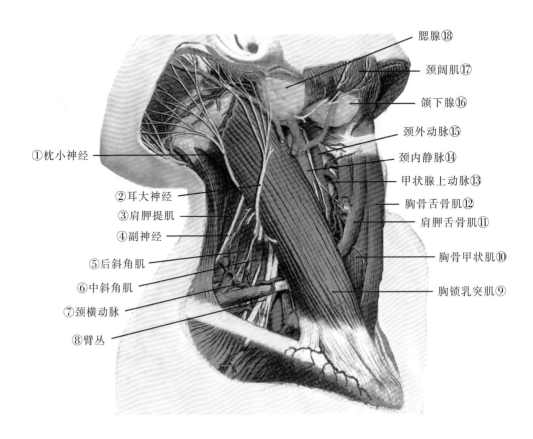

①枕小神经
②耳大神经
③肩胛提肌
④副神经
⑤后斜角肌
⑥中斜角肌
⑦颈横动脉
⑧臂丛

腮腺⑱
颈阔肌⑰
颌下腺⑯
颈外动脉⑮
颈内静脉⑭
甲状腺上动脉⑬
胸骨舌骨肌⑫
肩胛舌骨肌⑪
胸骨甲状肌⑩
胸锁乳突肌⑨

图 265　颈部外侧面观(3)

①枕小神经	Lesser occipital nerve	⑩胸骨甲状肌	Sternothyroid muscle
②耳大神经	Great auricular nerve	⑪肩胛舌骨肌	Omohyoid muscle
③肩胛提肌	Levator muscle of scapula	⑫胸骨舌骨肌	Sternohyoid muscle
④副神经	Accessory nerve	⑬甲状腺上动脉	Superior thyroid artery
⑤后斜角肌	Posterior scalene muscle	⑭颈内静脉	Internal jugular vein
⑥中斜角肌	Middle scalene muscle	⑮颈外动脉	External carotid artery
⑦颈横动脉	Transverse cervical artery	⑯颌下腺	Submandibular gland
⑧臂丛	Brachial plexus	⑰颈阔肌	Platysma muscle
⑨胸锁乳突肌	Sternocleidomastoid muscle	⑱腮腺	Parotid gland

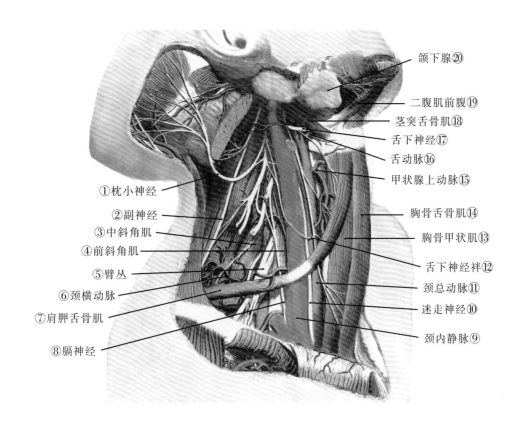

颌下腺⑳

二腹肌前腹⑲

茎突舌骨肌⑱

舌下神经⑰

舌动脉⑯

甲状腺上动脉⑮

①枕小神经

胸骨舌骨肌⑭

②副神经

胸骨甲状肌⑬

③中斜角肌

④前斜角肌

⑤臂丛

舌下神经祥⑫

⑥颈横动脉

颈总动脉⑪

⑦肩胛舌骨肌

迷走神经⑩

⑧膈神经

颈内静脉⑨

图 266　颈部外侧面观(4)

①枕小神经	Lesser occipital nerve	⑪颈总动脉	Common carotid artery
②副神经	Accessory nerve	⑫舌下神经祥	Loop of hypoglossal nerve
③中斜角肌	Middle scalene muscle	⑬胸骨甲状肌	Sternothyroid muscle
④前斜角肌	Anterior scalene muscle	⑭胸骨舌骨肌	Sternohyoid muscle
⑤臂丛	Brachial plexus	⑮甲状腺上动脉	Superior thyroid artery
⑥颈横动脉	Transverse cervical artery	⑯舌动脉	Lingual artery
⑦肩胛舌骨肌	Omohyoid muscle	⑰舌下神经	Hypoglossal nerve
⑧膈神经	Phrenic nerve	⑱茎突舌骨肌	Stylohyoid muscle
⑨颈内静脉	Internal jugular vein	⑲二腹肌前腹	Anterior belly of digastric muscle
⑩迷走神经	Vagus nerve	⑳颌下腺	Submandibular gland

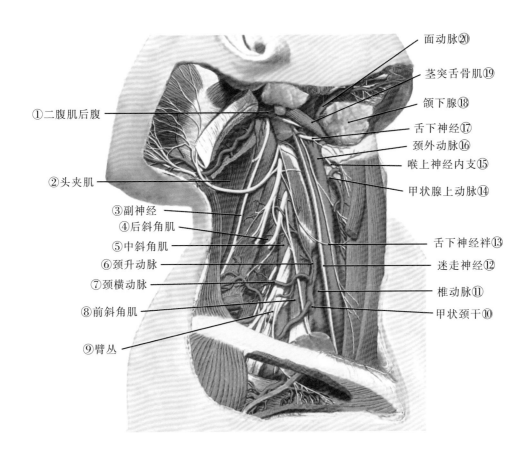

①二腹肌后腹
②头夹肌
③副神经
④后斜角肌
⑤中斜角肌
⑥颈升动脉
⑦颈横动脉
⑧前斜角肌
⑨臂丛

面动脉⑳
茎突舌骨肌⑲
颌下腺⑱
舌下神经⑰
颈外动脉⑯
喉上神经内支⑮
甲状腺上动脉⑭
舌下神经袢⑬
迷走神经⑫
椎动脉⑪
甲状颈干⑩

图 267　颈部外侧面观(5)

①二腹肌后腹	Posterior belly of digastric muscle		⑪椎动脉	Vertebral artery
②头夹肌	Splenius muscle of head		⑫迷走神经	Vagus nerve
③副神经	Accessory nerve		⑬舌下神经袢	Loop of hypoglossal nerve
④后斜角肌	Posterior scalene muscle		⑭甲状腺上动脉	Superior thyroid artery
⑤中斜角肌	Middle scalene muscle		⑮喉上神经内支	Internal branch of superior laryngeal nerve
⑥颈升动脉	Ascending cervical artery		⑯颈外动脉	External carotid artery
⑦颈横动脉	Transverse cervical artery		⑰舌下神经	Hypoglossal nerve
⑧前斜角肌	Anterior scalene muscle		⑱颌下腺	Submandibular gland
⑨臂丛	Brachial plexus		⑲茎突舌骨肌	Stylohyoid muscle
⑩甲状颈干	Thyrocervical trunk		⑳面动脉	Facial artery

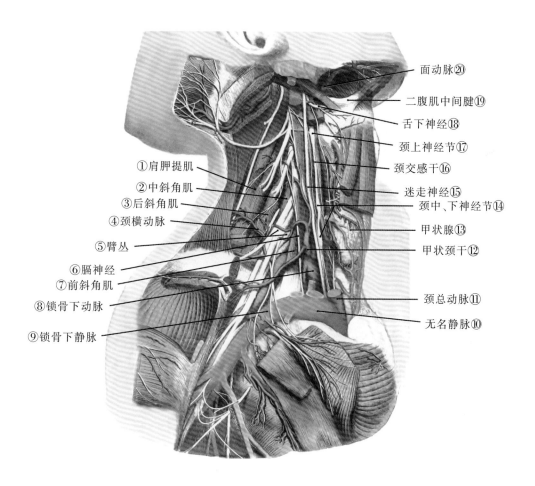

面动脉⑳
二腹肌中间腱⑲
舌下神经⑱
颈上神经节⑰
颈交感干⑯
迷走神经⑮
颈中、下神经节⑭
甲状腺⑬
甲状颈干⑫
颈总动脉⑪
无名静脉⑩

①肩胛提肌
②中斜角肌
③后斜角肌
④颈横动脉
⑤臂丛
⑥膈神经
⑦前斜角肌
⑧锁骨下动脉
⑨锁骨下静脉

图 268　颈部外侧面观(6)

① 肩胛提肌	Levator muscle of scapula	⑪颈总动脉	Common carotid artery
②中斜角肌	Middle scalene muscle	⑫甲状颈干	Thyrocervical trunk
③后斜角肌	Posterior scalene muscle	⑬甲状腺	Thyroid gland
④颈横动脉	Transverse cervical artery	⑭颈中、下神经节	Middle and inferior cervical ganglion
⑤臂丛	Brachial plexus	⑮迷走神经	Vagus nerve
⑥膈神经	Phrenic nerve	⑯颈交感干	Cervical sympathetic trunk
⑦前斜角肌	Anterior scalene muscle	⑰颈上神经节	Superior cervical ganglion
⑧锁骨下动脉	Subclavian artery	⑱舌下神经	Hypoglossal nerve
⑨锁骨下静脉	Subclavian vein	⑲二腹肌中间腱	Intermediate digastric tendon
⑩无名静脉	Innominate vein	⑳面动脉	Facial artery

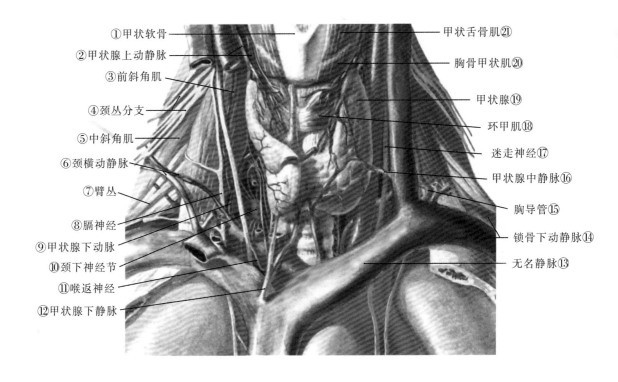

①甲状软骨
②甲状腺上动静脉
③前斜角肌
④颈丛分支
⑤中斜角肌
⑥颈横动静脉
⑦臂丛
⑧膈神经
⑨甲状腺下动脉
⑩颈下神经节
⑪喉返神经
⑫甲状腺下静脉

甲状舌骨肌㉑
胸骨甲状肌⑳
甲状腺⑲
环甲肌⑱
迷走神经⑰
甲状腺中静脉⑯
胸导管⑮
锁骨下动静脉⑭
无名静脉⑬

图 269　颈根部前面观

①甲状软骨　Thyroid cartilage
②甲状腺上动静脉　Superior thyroid artery and vein
③前斜角肌　Anterior scalene muscle
④颈丛分支　Branches of cervical plexus
⑤中斜角肌　Middle scalene muscle
⑥颈横动静脉　Transverse cervical artery and vein
⑦臂丛　Brachial plexus
⑧膈神经　Phrenic nerve
⑨甲状腺下动脉　Inferior thyroid artery
⑩颈下神经节　Inferior cervical ganglion
⑪喉返神经　Recurrent laryngeal nerve

⑫甲状腺下静脉　Inferior thyroid vein
⑬无名静脉　Innominate vein
⑭锁骨下动静脉　Subclavian artery and vein
⑮胸导管　Thoracic duct
⑯甲状腺中静脉　Middle thyroid vein
⑰迷走神经　Vagus nerve
⑱环甲肌　Cricothyroid muscle
⑲甲状腺　Thyroid gland
⑳胸骨甲状肌　Sternothyroid muscle
㉑甲状舌骨肌　Thyrohyoid muscle

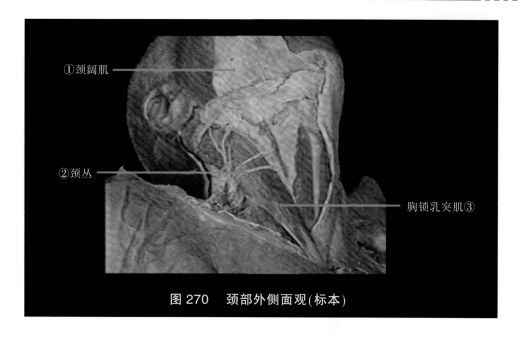

图 270　颈部外侧面观(标本)

①颈阔肌	Platysma muscle
②颈丛	Cervical plexus
③胸锁乳突肌	Sternocleidomastoid muscle

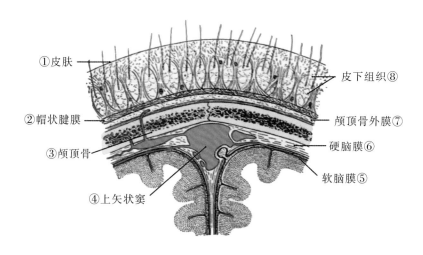

图 271　额顶枕区的层次示意图

①皮肤	Skin	⑤软脑膜	Cranial pia mater
②帽状腱膜	Galea aponeurotica	⑥硬脑膜	Cranial dura mater
③颅顶骨	Cranium parietal bone	⑦颅顶骨外膜	Adventitia of cranium parietal bone
④上矢状窦	Superior sagittal sinus	⑧皮下组织	Subcutaneous tissue

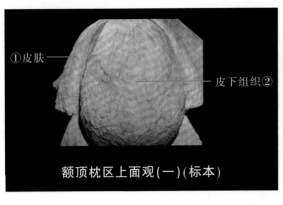
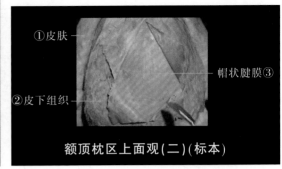

①皮肤 ——

—— 皮下组织②

额顶枕区上面观（一）（标本）

①皮肤 ——

—— 帽状腱膜③

②皮下组织 ——

额顶枕区上面观（二）（标本）

图 272　额顶枕区上面观

①皮肤　　　Skin
②皮下组织　Subcutaneous tissue
③帽状腱膜　Galea aponeurotica

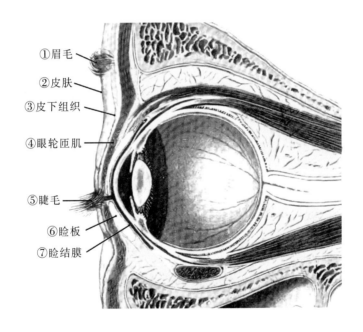

①眉毛

②皮肤

③皮下组织

④眼轮匝肌

⑤睫毛

⑥睑板

⑦睑结膜

图 273　眼睑的层次矢状面观

①眉毛	Eyebrows	⑤睫毛	Eyelash
②皮肤	Skin	⑥睑板	Tarsal plate
③皮下组织	Subcutaneous tissue	⑦睑结膜	Palpebral conjunctiva
④眼轮匝肌	Orbicularis oculi		